Manfred Stelzig

KRANK OHNE BEFUND

Manfred Stelzig

KRANK OHNE BEFUND

Eine Anklageschrift

ecoWIN

Manfred Stelzig
Krank ohne Befund
Eine Anklageschrift

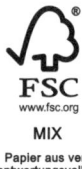

FSC
www.fsc.org

MIX

Papier aus ver-
antwortungsvollen
Quellen

FSC® C012536

Das für dieses Buch verwendete FSC-zertifizierte Papier
EOS lieferte Salzer, St. Pölten.

© 2013 Ecowin Verlag, Salzburg
Lektorat: Dr. Arnold Klaffenböck
Illustrationen: Thomas Wizany
Gesamtherstellung: www.theiss.at
Gesetzt aus der Sabon
Printed in Austria
ISBN 978-3-7110-0028-6

2 3 4 5 6 7 8 / 15 14 13

www.ecowin.at

Für Renate

Inhaltsverzeichnis

ZWEITER TEIL
WIE KOMMT DIE SEELE IN DEN KÖRPER?

9

DRITTER TEIL

VIERTER TEIL

„Da es sehr förderlich für die Gesundheit ist,
habe ich beschlossen, glücklich zu sein."

Voltaire (1694–1778)

Einleitung

Warum dieses Buch?

Manche Bücher will man schreiben, andere soll man schreiben, aber dieses musste ich schreiben. Es war ein innerer Auftrag, ja sogar ein Versprechen, das ich mir selbst abgerungen habe: aus der manchmal unerträglichen Not meiner täglichen praktischen Arbeit im Spital. Betrachten Sie dieses Buch also ruhig als Aufschrei eines analytisch denkenden Fachmediziners, Psychiaters, Neurologen und Psychotherapeuten, der sein Leben lang daran gewöhnt war, zuzuhören und ruhig die bestehenden Probleme zu bearbeiten. Dass ich mit diesem Buch jetzt laut werde wie nie zuvor, macht es für Sie interessanter, und mich erleichtert es ungemein. Glauben Sie mir. Warum ich meine Stimme nicht frei von Zorn erhebe, hat einen einfachen Grund: Seit Jahrzehnten wächst die Fachliteratur, die sich mit der Problematik „Krank ohne Befund" beschäftigt. Die seit Jahren vorgetragenen sachlichen Argumente werden zwar höflich, interessiert und durchaus beipflichtend zur Kenntnis genommen – und trotzdem wird stur am eingefahrenen System zur Behandlung organischer Erkrankungen festgehalten. Da fühlt man sich eben mit der Zeit verärgert.

Um Ihnen zu verdeutlichen, wovon ich spreche, schildere ich Ihnen einen exemplarischen Fall aus meiner täglichen Praxis. Es wird nicht wenige Leser geben, denen die Leidensgeschichte dieses Patienten, von dem jetzt gleich die Rede sein wird, aus eigener leidvoller Erfahrung bekannt vorkommt. Ganz bestimmt aber werden Sie einen ähnlichen Fall aus Erzählungen Ihres Familien-, Freundes- oder Bekanntenkreises kennen. Denn auf nahezu jeden dritten Menschen, der organische Schmerzen hat, trifft dieser Fall zu. Und das Beste an diesem Fall war: Das Problem konnte relativ leicht gelöst werden. So wie viele ähnlich gelagerte Fälle leicht, schnell und für die Krankenkassen sogar noch kostensparend zu lösen wären, käme es nur endlich zu einem grundlegenden Umdenken bei der Behandlung. Lassen Sie mich also die Krankheitsgeschichte des Herrn S. erzählen.

Herr S. wäre nie auf die Idee gekommen, mich in meiner Praxis aufzusuchen. Dass er es doch tat, ist dem Zufall zu verdanken, dass wir einen gemeinsamen Freund haben. Dieser war es leid, die Leidensgeschichte von Herrn S. aus nächster Nähe mitverfolgen zu müssen. Wobei unser gemeinsamer Freund übrigens alle Register seiner Überredungskunst ziehen musste. Denn „psychosomatische Abklärung" klingt nicht unbedingt nach „Erster Hilfe", wenn jemand schon über einen längeren Zeitraum unter anhaltenden organischen Beschwerden leidet. Unter Beschwerden, die der Patient möglicherweise bereits als lebensbedrohend empfindet. Da wünscht der leidende Mensch eine Operation, ein Pflaster, ein Medikament. So ist er aufgewachsen. So hat er es gelernt. Und leider haben sich auch die meisten Ärzte daran gewöhnt. Herr S. hat bis zu seinem Besuch in meiner Praxis schon viele Ärzte kennengelernt. „Er leidet seit Monaten unter Schmerzen", erzählte mir unser gemeinsamer Freund. Er sei ganz auf sein Herz fixiert, fuhr er fort. Und dass Herr S. seitdem nicht mehr arbeiten könne, und überhaupt: „Da muss endlich etwas geschehen." Da hatte er recht. Im Erstgespräch präsentierte sich mir dann ein Mann mit einem ausgesprochen einnehmenden Wesen. Herr S. erzählte lebendig und charmant von seinen Beschwerden – ebenso von seinem Leben im Allgemeinen.

Es sei etwa drei Monate her gewesen, da habe er erstmals Schmerzen in der linken Brustseite gespürt. Weil sie auch in den nächsten Tagen nicht nachließen, habe er – gewissenhaft, wie er sei – natürlich seinen Hausarzt konsultiert. Der habe getan, was ein Hausarzt in so einem Fall eben tue: Er nahm eine grobe Abklärung vor. Alle Befunde seien unauffällig gewesen. Der Hausarzt habe das Herz genau untersucht und habe dann, da ja alles in Ordnung war, angenommen, dass es sich um ausstrahlende Schmerzen von der Wirbelsäule gehandelt habe. In diesem Fall verschreibt der Hausarzt ein Schmerzmittel. Trotz dieser sorgfältigen und nach allen Regeln der Schulmedizin vollzogenen Maßnahmen hätten sich die Schmerzen aber verstärkt. Auch der in Folge zurate gezogene Internist habe keine pathologischen Werte insbesondere am Herzen feststellen können. Was tut man dann? Richtig geraten. Man lässt den Patienten zur noch genaueren Untersuchung in ein Spital einweisen. Aber auch bei den nun folgenden umfassenden Abklärungen wurden keine Hinweise auf ein organisches Geschehen festgestellt – und mit dieser beruhigenden Mitteilung wurde Herr S. dann wieder entlassen. Das Problem war nur: Die Beschwerden blieben weiter bestehen. Herr S. war nun verwirrt. Organisch wäre alles in Ordnung, die Beschwerden aber blieben unvermindert heftig. Inzwischen fühlte er sich in seiner Vitalität dermaßen eingeschränkt, dass an ein Arbeiten nicht mehr zu denken war. Auch die Nachtruhe wurde durch die Schmerzzustände deutlich gestört.

In unserem Gespräch wirkte Herr S. nicht einmal im Ansatz depressiv. Obwohl er nach seiner bisherigen Odyssee durch unser Gesundheitssystem und wegen seiner immer stärker werdenden Beschwerden durchaus Grund dazu gehabt hätte. Immer noch aufgeweckt und charmant schilderte er seine Leidenszustände. Angesprochen auf seine private und berufliche Situation, berichtete Herr S. über ein Leben, das sich wohl jeder durchschnittlich erfolgreiche Österreicher wünschen würde: eine intakte Familie, seine Freude über den ausgesprochen guten Draht, den er zu seinen beiden bereits studierenden Kindern habe. Auch die Beziehung zu seiner Frau schilderte er als in jeder Hinsicht erfüllend. Seine Wohnverhältnisse in einem Haus in bester Lage von Salzburg samt Nachbarschaft beschrieb er als himmlisch und bei

17

seinen Freunden fühle er sich stets wohl und gut aufgehoben. Und die Firma? Die lief wie geschmiert und warf gute Gewinne ab. Kurz: Herr S. hatte es geschafft. Er hatte sein Glück gemacht – möchte man meinen. Aber was war es dann, was ihm dermaßen zusetzte, dass sein Herz verrückt spielte?

Die üblichen Ursachen für die Auslösung eines solchen Beschwerdebildes wie Stress, Sorgen, finanzielle Not, ein psychisches Trauma oder sonstige belastende Lebensereignisse fielen also weg. Herr S. wirkte weiters wie bereits beschrieben in keiner Weise depressiv oder ängstlich. Ich habe ihm erklärt, dass es ein Krankheitsbild gibt, bei dem die Betroffenen an Beschwerden leiden wie bei einer körperlichen Erkrankung, ohne dass eine solche vorliegt. Diese Symptome werden ausschließlich durch das Nervensystem vermittelt. Man nennt diese Erkrankungen somatoforme Störungen. Somatoform bedeutet, dass die Beschwerden die Form einer somatischen, also einer körperlichen Erkrankung annehmen, wie sie etwa in seinem Fall als Herzerkrankung auftrat. Früher habe man auch larvierte Depression dazu gesagt, das heißt, dass die Depression nicht als Stimmungsänderung, sondern als körperliches Symptom in Erscheinung tritt, im Hintergrund jedoch ähnliche Veränderungen im Bereich der Neurotransmitter vorliegen.

Dieser Diagnose entsprechend habe ich ihm zunächst ein antriebssteigerndes Antidepressivum zum Einnehmen in der Früh verschrieben. Damit sollte der vermutete Serotoninmangel ausgeglichen werden (Escitalopram). Dazu noch eine kleine Dosis Trazodon. Das ist ein beruhigendes Antidepressivum, welches die Schlafqualität wieder herstellen sollte. Bereits am nächsten Tag rief Herr S. mich an, um mir mitzuteilen, dass er die Medikamente gut vertrage. Die nächste Sitzung fand eine Woche später statt. S. berichtete erfreut, dass es ihm bedeutend besser gehe. Vor allem die Tatsache, dass er in der Nacht wieder durchschlafen konnte, verschaffte ihm einen enormen Anstieg seiner Lebensqualität. Psychodynamisch waren keine neuen Erkenntnisse aufgetaucht und nach 14 Tagen berichtete Herr S. über vollkommene Beschwerdefreiheit.

Dieser Verlauf der Behandlung war sehr positiv – aber nicht immer ist die Behandlung so einfach. Oft sind intensive und umfassende Bemühungen notwendig, um zum ersehnten Ziel zu gelangen. Nicht nur eine medikamentöse Behandlung, sondern auch eine Psychotherapie, eventuell verbunden mit dem Erlernen einer Entspannungsmethode, könnte dann nötig sein. Vielleicht auch ein prinzipielles Innehalten mit der Überlegung, wohin der bisherige Lebensweg geführt hat und ob eine Kurskorrektur notwendig ist. Das Beispiel von Herrn S. soll Ihnen als Leser zeigen, wie rasch manchmal eine Heilung eintreten kann, wenn die richtige Diagnose und die entsprechende Behandlung angewendet werden, und demonstrieren, dass diese Erkenntnis noch nicht allgemeines Wissen ist. Manfred Zielke, ein anerkannter Forscher auf dem Gebiet der Psychologie und Psychotherapie und in Erweiterung für Gesundheitsökonomie, ist als Psychologe sicher kein primärer Vertreter der medikamentösen Behandlung. Aber selbst er schreibt in dem Buch „Die Psychosomatik am Beginn des 21. Jahrhunderts": „Nichts ist so billig wie die psychopharmakologische Behandlung einer somatoformen Störung!"

Typisch für die Erkrankung von Herrn S. war die Vorgeschichte. Eine Reihe organischer Abklärungen bringt keine Erklärung für die Symptomatik und trotzdem wird die psychische Diagnose nicht erwogen. Die Folge sind oft jahrelange Patientenkarrieren. Herr S. blickte nur auf einen Krankenstand von mehr als zwei Monaten zurück und das ist verglichen mit anderen Krankheitsverläufen mit ähnlichen Beschwerdebildern relativ kurz. Die Weichenstellung, dass mich Herr S. in seiner Verzweiflung schlussendlich konsultierte, erfolgte über einen Freund, der mich auf diesen Fall aufmerksam machte – und nicht über die zahlreichen behandelnden Ärzte.

Als Psychiater und Psychotherapeut bin ich täglich mit Patienten wie Herrn S. konfrontiert. Sie sind verzweifelt, weil sie körperliche Schmerzen empfinden, für die der organische Befund keine ausreichende Erklärung liefert. Was jedoch in keiner Weise bedeutet, dass diese Beschwerden nicht existieren. Der Laie mag vielleicht noch einräumen, dass es sich dabei um Beschwerden handelt, die nur der Patient selbst empfindet und beschreiben kann. Ja womöglich, dass er sich diese Beschwerden nur einbildet, da sich kein objektiver Nachweis für diese Symptomatik finden lässt. Die Hintergründe dafür können vielfältig sein, lassen sich aber durchaus erfassen, beschreiben und zuordnen. Es sind eigenständige Krankheitsbilder, die bekannt sind und für die es auch eindeutige Diagnosen und Behandlungsstrategien gibt. Der diagnostische Bogen spannt sich von somatisierter Depression über Angststörung, körperliche Folgezustände eines psychischen Traumas bis hin zu Somatisierungsstörungen und Hypochondrie.

Aus meiner langjährigen Erfahrung kann ich berichten, dass diese Diagnosen zum Leidwesen vieler Patienten oft nicht gestellt werden und die Betroffenen eine lange Odyssee an Abklärungen, organmedizinischen Therapieversuchen bis hin zu nicht zielführenden Operationen erdulden müssen. Wenn ohnehin bereits leidende Menschen zusätzlich auf solche Irrwege geschickt werden, dann macht das einen Spezialisten wütend und fassungslos, sodass selbst den Duldsamsten unter ihnen die Haare zu Berge stehen!

Dieses Buch soll dazu dienen, diese Patientenkarrieren in Zukunft zu verkürzen, indem die Weichen so schnell wie möglich in die richtige Richtung gestellt werden. Das kann – bei fachgemäßer Umsetzung – den Betroffenen und auch ihren Angehörigen jahrelanges Leid und Kummer ersparen.

Das Buch ist in vier Teile gegliedert: Der erste Teil ist die Anklageschrift eines Mediziners, der 30 Jahre lang auf diesem Gebiet tätig ist und feststellen muss, dass trotz größter Bemühungen, wissenschaftlicher Studien und Klarheit im Diagnose- und Behandlungsplan das Wissen um Psychosomatik und im Speziellen um das Phänomen „Krank ohne Befund" nicht oder höchstens ein wenig in die Organmedizin Eingang findet. Denn trotz bahnbrechender Erkenntnisse in jüngster Vergangenheit werden Menschen, die an körperlichen Krankheiten leiden, bei denen man aber keine organische Ursache findet, immer noch nicht richtig behandelt: weder im Umgang noch in der Diagnose, ja nicht einmal im anschließenden therapeutischen Prozess.

Der zweite Teil macht Sie damit vertraut, welche Ursachen zu diesen Erkrankungen führen können, die in den Akten als „keine ausreichende organmedizinische Erklärung" abgelegt werden. Diese Beschreibung kann freilich nicht vollzählig sein. Sie wird es Ihnen aber nichtsdestotrotz ungemein erleichtern, die Zusammenhänge zwischen körperlichen Beschwerden und deren seelischen Hintergründen verstehen zu lernen. Denn nur wer den prinzipiellen Mechanismus erkannt hat, wird auch das Verständnis haben, das zur Klarheit und damit zur Entlastung führt. Ich fasse diese Erklärung unter dem Titel „Wie kommt die Seele in den Körper?" zusammen.

Im dritten Teil werden die wichtigsten Krankheitsbilder vorgestellt, die mit körperlichen Beschwerden verbunden sein können, ohne dass in der organischen Abklärung ein krankhafter Befund erhoben werden kann.

Der vierte Teil zeigt Ihnen schließlich zielführende therapeutische Möglichkeiten auf. Das Wichtigste dabei sind das Verständnis und das Umdenken, die jeder individuell für sich selbst gestalten muss. Erst wenn man auf der richtigen Schiene ist, wird es leichter fallen, positiv gegenzusteuern, die Probleme verstehen zu lernen und an der Lösung zu arbeiten. Das ist ein Vorgang, der, wenn er einmal verstanden wurde, ähnlich wie beim Schwimmen, Radfahren und Autofahren nicht mehr verlernt werden kann. Kurz: Er kann Sie immun machen gegen die psychischen Belastungen, mit denen wir in unserer schnelllebigen Gesellschaft zunehmend konfrontiert werden.

Ich habe dieses Buch geschrieben, um Ihnen die Komplexität der Phänomene verständlicher zu machen und auch die Allgemeinheit auf diese wissenschaftlich längst bestätigten gesundheitlichen Folgen hinzuweisen. Es soll einen Beitrag liefern, die Kluft zwischen der subjektiv empfundenen Not der Betroffenen, der möglichen, aber leider oft nicht gestellten Diagnose und den bestehenden Behandlungsmöglichkeiten zu verringern.

Ich kann in diesem Buch natürlich nicht alle Formen von „Krank ohne Befund" beleuchten, das ist auch nicht das Ziel. Das klar formulierte Ziel besteht vielmehr darin, alle Beteiligten wachzurütteln, damit dieses Phänomen endlich ausreichend Gehör findet und dann konstruktiv diskutiert wird. Denn nur wenn die richtige Diagnose gestellt wird, gibt es eine gute Chance auf eine positive Veränderung als Folge der richtigen Behandlung.

Beim Schreiben des Buches war es mir wichtig, die Beschwerdebilder so darzulegen, dass sie leicht lesbar und gut erfassbar sind. Es ist kein Lehrbuch, es soll zum besseren Verständnis beitragen. Wer sich lückenloser mit dem Phänomen beschäftigen möchte, dem seien die ausgezeichneten Bücher von Peter Henningsen, Gerd Rudolf oder Hans Morschitzky empfohlen, die sich sehr detailliert, im Sinne von Lehrbüchern, mit dieser Erkrankungsgruppe auseinandergesetzt haben. Sie finden die entsprechenden Titel im Literaturverzeichnis am Ende dieses Buches.

Erster Teil

Krank ohne Befund

Woher stammt der Name dieses Buches? Der Titel rührt von einer Abkürzung her, die wir Mediziner gerne verwenden: Wenn eine Untersuchung, die wir im Rahmen einer Abklärung eines Krankheitsgeschehens erheben lassen, keine pathologischen Veränderungen ergibt, schreiben wir gerne als Kürzel: o. B. = ohne Befund. Im Rahmen der Abklärung einer Erkrankung werden verschiedene Untersuchungen notwendig sein, um die richtige Diagnose stellen zu können. O. B. bedeutet, dass im Rahmen der Abklärungsschritte dieser untersuchte Bereich ohne krankhaften, also pathologischen Befund ist. Das heißt, dass keine ausreichenden organischen Veränderungen und damit Gründe nachgewiesen werden können, die das Beschwerdebild erklären.

Ein weiteres konkretes Beispiel dazu: Ein Patient kommt mit einem Symptom, nehmen wir einmal an mit Bauchschmerzen, zum Arzt. Die Verpflichtung des Mediziners besteht nun darin, den Ursachen dieser Schmerzen nachzugehen. Er wird dazu mehrere Untersuchungen durchführen, da zuerst immer eine körperliche Erkrankung als Ursache ausgeschlossen werden muss. Im Vorfeld ist weder für den behandelnden Arzt noch für den leidenden Patienten klar, wo die Beschwerden herrühren. Eine körperliche Abklärung, bis hin zur genauen Durchuntersuchung, ist notwendig. Wenn die Befunde o. B. sind, ist es freilich genauso zwingend notwendig, rechtlich erforderlich und ethisch einzuhalten, dass weitere Schritte unternommen werden, um auch psychosomatische Krankheiten mit einzubeziehen, die mit körperlichen Funktionsstörungen und Schmerzen einhergehen können. Hierzu zählen etwa die zuvor bereits erwähnte larvierte Depression, eine somatisierte Depression, eine somatoforme Störung, eine Angststörung oder körperliche Folgezustände eines psychischen Traumas, bei denen ebenfalls Schmerzzustände auftreten können. Diese Abklärung wird jedoch viel zu selten in Erwägung gezogen. Also bleibt das Untersuchungsergebnis „o. B." – ohne Befund.

Dass der Patient unter dieser Situation leidet, ist für jedermann vorstellbar. Aber wie kommt es dazu, dass die psychische und psychosomatische Ebene so sträflich vernachlässigt werden? Um sich von den Abläufen ein Bild zu machen, sollten wir versuchen, uns in die Situation eines Allgemeinmediziners, eines Hausarztes zu versetzen. Zu Ihnen kommt ein 50-jähriger Patient, der unter ähnlichen Beschwerden leidet wie der bereits vorgestellte Herr S. Diesmal ist es Herr P., der über folgende Symptome klagt: Druck auf der Brust, Schmerzen und Stechen in der Herzgegend – ausstrahlend in den linken Arm. Er hat das Gefühl, keine Luft zu bekommen und aus seiner Sicht durchaus begründete Angst vor einem Herzinfarkt. Der soziale Hintergrund: Herr P. ist Professor an einem Gymnasium, verheiratet, Vater zweier Kinder, seine Frau ist ebenfalls Professorin. Seinen Beruf empfindet er als anstrengend, aber durchaus zu bewältigen, zu Hause sei alles in Ordnung. Sie werden sich als Hausarzt sofort auf die organische Abklärung konzentrieren. Tatsächlich könnte ein kleiner Herzinfarkt oder eine Durchblutungsstörung des Herzens die Ursache dieser Beschwerden sein. Sie werden bestimmte Untersuchungen in die Wege leiten, etwa die Abklärung der Blutwerte, vor allem der Herzenzyme, aber auch der Elektrolyte und so weiter und so fort. Parallel dazu werden Sie als gewissenhafter Arzt natürlich die Herzfunktion mittels eines Elektrokardiogramms (EKG) prüfen. Das Ergebnis nach all der Mühe: Alle Befunde sind o. B. Für Sie als Hausarzt bedeutet das nun, dass weitere Untersuchungen notwendig sind. Die Herzbelastung können Sie am besten durch ein Belastungs-EKG feststellen. Also setzen Sie Herrn P. auf ein Fahrrad und lassen ihn bei steigender Belastung in die Pedale treten. Wenn auch hier eine gute Belastbarkeit festgestellt wird und sich die Kurve im Belastungs-EKG oder der Blutdruck nicht ins Krankhafte verändert, können Sie auch hier ruhigen Gewissens von o. B. sprechen. Eine Durchblutungsstörung im Herzen ist folglich auszuschließen.

Um die Funktion des Herzens noch besser beurteilen zu können, werden Sie ein Echokardiogramm anordnen. Damit können mittels Ultraschall unter anderem die Abflussgeschwindigkeit des Herzens, Durchblutungsstörungen und Herzklappenfehler abgeklärt werden. Auch eine Angiographie mit Darstellung der Herzkranzgefäße wäre ein weiterer Schritt. Aus der Sicht eines Schulmediziners gäbe es noch allerhand zu tun, um der Ursache von P.'s Beschwerden auf die Schliche zu kommen. Herr P. muss noch vielerlei erdulden – in der Hoffnung, endlich einen Befund für sein Leiden zu erhalten.

Ihnen als Leser tue ich jetzt an dieser Stelle aber den Gefallen, jenen Prozess, den P. noch zu durchlaufen hat, im Zeitraffer darzustellen. Ich werde Ihnen lediglich, der Vollständigkeit halber, einen groben Überblick über den weiteren Ablauf geben: Herz, Blut und Blutdruck sind also in Ordnung. Jetzt wird die Schilddrüse abgeklärt. Als Nächstes werden Sie als gewissenhafter Hausarzt die Untersuchung der Lunge vornehmen. Zunächst in groben Zügen, dann natürlich wieder mit steigender Genauigkeit. Lungenröntgen, Computertomographie, Magnetresonanztomographie, eventuell Szintigraphie, denn Sie wollen auch hier auf Nummer sicher gehen und keine pathologischen Veränderungen, wie etwa eine Lungenembolie, übersehen. Auch hier ergibt die Zusammenfassung o. B., ohne Befund (altersgemäßer Befund ohne pathologische Veränderungen). Sie wenden sich dem nächsten Organsystem zu: Das könnten nämlich auch Schmerzen sein, die von der Wirbelsäule ausstrahlen. Hier kümmert sich der Radiologe um eine genauere Abklärung. Diesem stehen in der Schulmedizin auch reichlich Möglichkeiten zur Verfügung, um einem Patienten durch Aufspüren der Krankheitsursache baldmöglichste Heilung zu versprechen: Wirbelsäulenröntgen, eventuell CT, zur Sicherheit noch rasch eine Magnetresonanztomographie und vor allem eine gewissenhafte Abklärung durch einen perfekt ausgebildeten Orthopäden, durch den Arzt für physikalische Medizin. Das Ergebnis: Auch hier ergeben sich nur altersgemäße Befunde, ohne Erklärung für die Schmerzen in der linken Brustseite.

Damit stehen Sie als Mediziner nun vor einem Rätsel, das offensichtlich mit den Ihnen zur Verfügung stehenden Mitteln – und das sind wahrhaftig nicht wenige – nicht gelöst werden kann. Sie sind jedoch sehr froh, dass organisch bei Ihrem Patienten alles in Ordnung ist. Das teilen Sie Ihrem Patienten auch mit. Herr P. freut sich jetzt ebenfalls, er fühlt sich bestens betreut und darf zu Recht glücklich darüber sein, weder einen Herzinfarkt erlitten zu haben, noch an sonstigen organischen Erkrankungen zu leiden. Weshalb sich Herr P. auch durchaus dankbar von Ihnen verabschiedet.

Der durchschnittliche Allgemeinmediziner hat in diesem Fall aus seiner Sicht mit bestem Wissen und Gewissen alles vorbildlich richtig gemacht. Er ist genau für diesen Bereich zuständig, den wir gerade durchexerziert haben. Durch die Abklärung der Symptome ist nun zwar endgültig geklärt, dass keine organische Erkrankung vorliegt, das Rätsel jedoch nicht annähernd gelöst – denn die Schmerzen bleiben bestehen, die Leidenszustände des Patienten gehen weiter.

Häufigkeit

Jetzt möchte man vielleicht von Schicksal sprechen, von seltenen und bedauernswerten Einzelfällen. Weit gefehlt: 20 bis 30 Prozent der Patienten in der Praxis des Allgemeinmediziners oder in den Ordinationen von Fachärzten, aber auch in allgemeinen Krankenhäusern leiden an körperlichen Beschwerden, ohne dass ein entsprechender organischer Befund erhoben werden kann. Wobei sich die Zahl deutlich erhöht, nämlich bis zu 50 Prozent, wenn man nicht die Patienten, sondern die Zahl der Untersuchungen misst. Je nach Fachspezialisierung schwanken die Häufigkeiten zwischen 37 Prozent in der Zahnmedizin und 66 Prozent in der Gynäkologie. Als mögliche Hintergründe kommen unter anderem eine somatisierte Depression, eine Angststörung, körperliche Folgezustände eines psychischen Traumas oder somatoforme beziehungsweise funktionelle Störungen infrage.

Ist das zu glauben? Das müssen Sie sich noch einmal bewusst vor Augen führen: Ein Viertel bis die Hälfte der Konsultationen bei einem Allgemeinmediziner ist auf das Krankheitsbild, das sich hinter „Krank ohne Befund" verbirgt, zurückzuführen.

Dazu ein paar harte Fakten zum Bereich der sogenannten somatoformen Störungen. Nina Sauer und Wolfgang Eich fassen im „Deutschen Ärzteblatt" 2007 zusammen: „Im bundesweiten Zusatzsurvey ‚Psychische Störungen' des Bundesgesundheitssurveys 1999 sind somatoforme Störungen als zweithäufigste Störung mit einer Vier-Wochen-Querschnitts-Prävalenz von 7,5 Prozent nach Angststörungen und affektiven Störungen benannt. Als dritthäufigste Störung sind somatoforme Störungen mit einer Lebenszeit-Prävalenz von 12,9 Prozent nach Suchtstörungen und Angststörungen zentral repräsentiert. International liegen die Angaben zur Prävalenz von somatoformen Störungen bei neun bis 20 Prozent in der Allgemeinbevölkerung. In Allgemeinarztpraxen werden 16 bis 31 Prozent der Konsultationen durch somatoforme Beschwerden verursacht. Mehrfachdiagnostik, häufige Hospitalisierung und Krankheitstage verursachen enorme Kosten für die Sozialversicherungssysteme. Die Patienten verursachen im ambulanten Bereich im Mittel 14-fach höhere Kosten als die durchschnittlichen Pro-Kopf-Ausgaben. Die stationären Kosten belaufen sich auf das Sechsfache. Patienten mit einer Somatisierungsstörung gehören zu den sogenannten ‚high utilizern' des Gesundheitsversorgungssystems."

Inanspruchnahme medizinischer Dienste

Den Daten des statistischen Bundesamtes in Deutschland entsprechend, fallen also auf 20 Prozent der Versicherten 50 Prozent aller Arztbesuche. Winfried Nanke und Alexandra Rief berichten, dass die Inanspruchnahme medizinischer Leistungen der Patienten mit somatoformen Störungen im Vergleich zu anderen klinischen Gruppen besonders hoch ausfällt. Sie betonen auch, dass die Patienten mit somatoformen Störungen häufig nichtpsychiatrische Gesundheitsvorsorgeleistungen in Anspruch nehmen.

Was steckt dahinter? Wie kann dieses Rätsel gelöst werden? Sie werden es erfahren.

Das Syndrom der dicken Akte

Diesen Ausdruck habe ich von meinen Kollegen Rainer Schäfert und Peter Henningsen übernommen. Er ist sehr bildhaft und beschreibt recht gut das Phänomen der Dynamik, die leider nur innerhalb der beiden Aktendeckel herrscht. In dieser „dicken Akte" befindet sich nun also die Leidensgeschichte unseres exemplarisch gewählten „durchschnittlichen Patienten" – die Patientenkarriere unseres Mittelschulprofessors, Herrn P. Dieser ist ja tatsächlich irgendwie glücklich und dankbar, dass bei ihm organisch alles in Ordnung ist. Das haben die qualitativ höchststehenden Untersuchungen ergeben, die unser vorbildliches Gesundheitssystem zu leisten imstande ist. Nach einer gewissen Zeit keimen allerdings wieder Zweifel bei P. auf. Die Schmerzen sind nach wie vor vorhanden. Jetzt kehren auch die Ängste wieder. P. fühlt sich innerlich zerrissen. Denn da ist zum einen die Versicherung des Hausarztes, dass alles in Ordnung sei. Zum anderen ist da diese innere Botschaft, dass auch zweifellos etwas nicht stimmen kann. Denn die Schmerzen in der linken Brustseite, die Atemnot und der

Druck auf der Brust – was er fühlt, spürt, was ihm wehtut: Das ist alles echt. Die Sorgen, die er sich jetzt zu machen beginnt, verstärken seine Schlafstörungen. P. beginnt immer mehr zu grübeln. Nicht nur tagsüber. Mitten in der Nacht fängt sein Gehirn auf einmal an zu arbeiten. Man möchte ja nicht undankbar sein. Vor allem aber möchte man dem behandelnden Arzt vertrauen. Dieser hat sich als enorm gewissenhaft erwiesen. Aber P. grübelt so lange, bis er den Entschluss fasst, eine zweite Meinung einzuholen. Das muss doch erlaubt sein in der heutigen Zeit. Jeder kann mal etwas übersehen, Herr P. bespricht das Problem mit seinen Freunden. Und natürlich kennt jemand im Freundeskreis den Namen eines anderen Spezialisten. Und selbstverständlich wendet sich P. voller Hoffnung und Zuversicht an diese Fachkraft. Sie wird etwas finden. Davon ist P. jetzt überzeugt.

Die Statistik zeigt mit erschreckender Klarheit, wie die Entwicklung bei Patienten, wie P. einer ist, weitergeht. Es folgen immer genauere Untersuchungen, der Spezialist wird schließlich durch eine weithin bekannte Kapazität ersetzt. Im Fachjargon spricht man übrigens bereits von „Doctor-shopping" – ein ziemlich lapidarer Ausdruck für eine im Kern eigentlich hoffnungslose Aussicht eines Patienten. Dieser wechselt von Kapazität zu Kapazität der unterschiedlichsten Fachrichtungen. Was der Internist nicht lösen kann, das bringt ja vielleicht der Orthopäde zuwege, hofft der Patient. Und wenn dieser auch nicht helfen kann, dann hoffentlich der nächste Facharzt. Und immer wieder erfolgen zwischendurch zunehmend umfassendere und speziellere Untersuchungen im Krankenhaus. Dann ist plötzlich auch dieses Krankenhaus nicht mehr gut genug. In diesem Fall wechselt man in eine Spezialklinik, um das Rätsel zu lösen. Selbst wenn es dort immer noch keinen Befund gibt, ist unser Gesundheitssystem noch nicht am Ende seines Lateins angelangt: Von der Spezialklinik kann man nämlich immer noch in die Universitätsklinik befördert werden. Das ist das Syndrom der dicken Akte.

Die Organwahl

Unser Patient Herr P. leidet an einem relativ häufig vorkommenden Symptom. 10 bis 15 Prozent der Patienten einer Allgemeinpraxis leiden an Schmerzen, die auf das Herz bezogen werden, ohne dass eine organische Erkrankung vorliegt. In diesem Fall ist das Herz der Symptomträger. Im Prinzip können jedoch die unterschiedlichsten Beschwerden und Symptome auftreten und jedes Organ beziehungsweise Organsystem betroffen sein. Wir beobachten Schwindelzustände, Kurzatmigkeit, Schluckbeschwerden mit dem Gefühl eines „Knödels" im Hals oder ein anderes Fremdkörpergefühl sowie Heiserkeit. In Bezug auf die Lunge kann es zu Atemnot, Druck auf der Brust sowie Hyperventilation kommen, aber auch der Verdauungstrakt kann betroffen sein mit Verdauungsbeschwerden, Übelkeit, Völlegefühl, Appetitlosigkeit, Blähungen, eventuell Sodbrennen. Oft klagen die Betroffenen über Durchfälle oder hartnäckige Verstopfung. Schon bei Kindern sind Kopfschmerzen und Bauchschmerzen der häufigste Ausdruck für innere Spannungen beziehungsweise Überlastungen. Die nächste große Erkrankungsgruppe betrifft den Bewegungs- und Stützapparat. Schmerzen, Bewegungseinschränkungen, Verspannungen können einem das Leben zur Hölle machen. Unterbauchbeschwerden, Regelschmerzen, Brennen im Genitalbereich bei den Frauen können eine genauso große Belastung darstellen wie die erektile Dysfunktion oder chronische Prostata-Beschwerden bei den Männern. Beschwerden in der Blase mit ständigem Harndrang und Schmerzen beim Wasserlassen mit wechselnden Schmerzzuständen der angrenzenden Organe können die ganze Aufmerksamkeit auf sich ziehen. Im Herz-Kreislauf-System können Symptome wie Herzrasen, Herzstolpern und Herzschmerzen auftreten. Aber auch Beschwerden der Augen können funktionell bedingt sein, ebenso wie Zähneknirschen. (Eine genauere Beschreibung finden Sie im dritten Teil dieses Buches, S. 135 ff.)

Das Alter der Betroffenen

Erkrankungen dieser Art wurden im Volksmund häufig am ehesten älteren Personen zugesprochen. Als erwiesen gilt inzwischen: Derartige Störungen können nahezu in jedem Alter auftreten. Wie erwähnt, reagieren bereits Kinder oft auf innere Spannungen durch körperliche Symptome, aber auch im Alter besteht eine relativ hohe Wahrscheinlichkeit, an solchen Symptomen zu leiden. Der typische Beginn dieser Erkrankung tritt erstaunlicherweise relativ früh auf und liegt zwischen dem 16. und 30. Lebensjahr.

Das Problem der Nichtdiagnose

Was ist nun bei körperlichen Schmerzen oder Funktionsstörungen, bei denen keine organmedizinische Erklärung gefunden werden kann, zu tun? Es müsste die Diagnose der somatisierten Depression, einer Angststörung, ein psychisches Trauma mit körperlichen Begleiterscheinungen oder eine somatoforme beziehungsweise funktionelle Störung erwogen werden. Wie sieht es in der täglichen Praxis aus? Diese Diagnosen werden bei mehr als der Hälfte der Betroffenen nicht gestellt. Und jene Tatsache müssen Sie in Verbindung damit sehen, dass mindestens ein Viertel der Patienten in einer Allgemeinpraxis unter diesem Krankheitsbild leidet. Das ist traurig für die Patienten und beschämend für unser Gesundheitssystem.

Somatoforme Störungen, mit den verschiedenen Unterkategorien, sind seit 1984 im amerikanischen Diagnoseschlüssel DSM (Diagnostic and Statistical Manual of Mental Disorders) enthalten. Seit 1992 sind sie das auch im europäischen Krankheitsverzeichnis des ICD (Internationale statistische Klassifikation der Krankheiten und verwandter Gesundheitsprobleme). Die somatisierte Depression wurde früher, wie bereits angesprochen, larvierte Depression genannt. Das heißt, dass sich die Depression die Larve einer organischen Störung zugelegt hat und sich hinter dieser Störung verbirgt. Auch die körperlichen Folgen einer Traumatisierung sind seit Langem bekannt. Es gibt nach dem Ärztegesetz, so wie bei körperlichen Erkrankungen, die absolute Verpflichtung, diese Diagnosen zu stellen beziehungsweise aufgrund einer Verdachtsdiagnose weitere Abklärungsschritte einzuleiten.

Wenn ausgewiesene Spezialisten wie Peter Henningsen oder Joachim Bauer beklagen, dass die Diagnose der somatoformen Störungen oder der posttraumatischen Belastungsstörungen oft nicht gestellt wird und Joachim Bauer das mit dem Beiwort „leider" versieht, dann liegt es mir auf dem Herzen, dass ich einen Vergleich mit der restlichen Organmedizin ziehe: Joachim Bauer schreibt etwa in seinem Buch „Das Gedächtnis des Körpers": „Kommt es zu keiner frühzeitigen Therapie (bei vielen Patienten wird die Diagnose leider nicht einmal erkannt), so kann dies bei posttraumatischen Belastungsstörungen zusätzliche neurobiologische Spätfolgen nach sich ziehen." Da muss natürlich nachstehende Frage gestellt werden: Können wir uns vorstellen, dass wir folgende Aussage akzeptieren würden: „… leider wurde der Herzinfarkt übersehen" – oder leider die Zuckerkrankheit? Die Schilddrüsenunterfunktion? Oder leider die Lungenentzündung? Nein. Das würde einen Aufschrei nach sich ziehen. Die entsprechenden Fachrichtungen würden das nicht auf sich sitzen lassen. Sie würden Überlegungen anstellen, wie man diesen katastrophalen Zuständen begegnen könnte.

Auf dem Gebiet der Psychosomatik, im Speziellen der somatoformen Störungen, bleibt der Aufschrei dagegen aus. Dabei sind diese Phänomene seit Jahrzehnten bekannt. Sie werden auch immer wieder beschrieben und benannt – aber es ändert sich kaum etwas. Der bekannte Psychiater und Psychosomatiker Erwin Ringel hat gemeinsam mit seinem Mitarbeiter Ulrich Kropiunigg bereits 1983 eine Studie mit dem treffenden Titel „Der fehlgeleitete Patient" veröffentlicht. Schon darin wurde belegt und beklagt, dass Patienten mit psychosomatischen Beschwerden im Durchschnitt sieben Jahre brauchen, um die richtige Diagnose zu erhalten. Erst dann kommen sie auch in den Genuss einer richtigen Behandlung. Diese Leidenswege sind gepflastert mit unnötigen Untersuchungen, unnötigen Behandlungen bis hin zu Operationen. Dadurch entsteht zuallererst zusätzliches Leid für einen ohnehin schon kranken Menschen. Und im Gesundheitssystem verschlingt diese Fehlsteuerung unnötig viel Geld, das in einem anderen Sektor dringend benötigt würde.

Sollten Sie jetzt überrascht sein über diese drastische Darstellung des Sachverhalts, dann müssen Sie sich keinesfalls wundern. Das hat in erster Linie mit mangelnder Aufklärung zu tun. Haben Sie etwa, bevor Sie dieses Buch zur Hand genommen haben, schon etwas über somatoforme oder funktionelle Störungen gehört oder gelesen? Wohl eher selten oder gar nicht. Dabei leiden mehr Menschen unter somatoformen Störungen, als es Blutzuckererkrankte gibt. So ungleich ist die Aufklärung über die verschiedenen Krankheitsbilder.

Klaus-Dirk Henke und Anouschka Strang schreiben in dem Buch von Hans-Christian Deter, der als Doyen auf dem Gebiet „Psychosomatik am Beginn des 21. Jahrhunderts" gilt: „Der geringe Anteil am gesamten ambulanten Leistungsgeschehen und die Tatsache, dass psychosomatische Erkrankungen hauptsächlich ambulant beim Hausarzt diagnostiziert und therapiert werden – dies wurde auf der 50. Arbeitstagung Deutsches Kollegium für Psychosomatische Medizin in mehreren Präsentationen betont –, lassen erahnen, dass verschiedene, der Psychosomatik zuzuschreibende medizinische Leistungen, auf andere, vielleicht für den Hausarzt günstigere Abrechnungstatbestände verlagert werden (z. B. ‚Beratungen', ‚Untersuchungen' oder ‚allgemeine Leistungen'). Eine ähnliche Handhabung lässt sich bei Krankheitskosten vermuten, da psychosomatische Krankheiten weder als eigenständige ICD-Klassifikation noch als ‚Krankheitsart' unterschieden werden."

Joachim Bauer formuliert das Problem in seinem Buch „Das Gedächtnis des Körpers": „Die Beschwerden zahlreicher Patienten, die meist nach endlosen organmedizinischen Untersuchungen schließlich als ‚Einbildung' abgetan werden, haben einen ebenso ernsten medizinischen Hintergrund wie jede andere medizinische Erkrankung; das zeigt sich bei Zusammenführung psychosomatischer und neurobiologischer Erkenntnisse immer deutlicher. Die Patienten haben ein Recht darauf, verstanden und behandelt zu werden."

Die auftretende Dynamik in der Ordination des Allgemeinmediziners ist durch folgende Fakten geprägt: Der Patient leidet unter seinen körperlichen Symptomen, möchte dafür eine organische Erklärung, Diagnose und Behandlung und nötigt den Arzt zu immer genaueren und aufwändigeren Untersuchungen. Dazu kommt noch der nicht gerade förderliche Umstand, dass sich das Arzt-Patienten-Verhältnis aufgrund des mangelnden Erfolges der Zusammenarbeit immer mehr verschlechtert. Der Arzt sieht sich zunehmend von juristischen Konsequenzen bedroht, sollte er auf der organischen Ebene etwas übersehen. Weshalb er mit allen ihm zur Verfügung stehenden Mitteln und Kontakten akribisch daran arbeitet, diese Gefahr zu bannen. Was er dabei allerdings ausklammert: Auch das Übersehen einer somatoformen Störung und damit die Nichtdiagnose stellt in gleicher Weise einen Behandlungsfehler dar – und wäre deshalb in gleicher Weise längst juristisch zu ahnden.

Der Kostenfaktor

Das Beispiel von Herrn P. zeigt überdeutlich: Wenn nicht frühzeitig die Weichen für eine richtige Diagnose gestellt werden, vermehren sich die Kosten für dessen Behandlung explosionsartig. In welchem Ausmaß das geschieht, darüber gibt es Zahlen, die dem Fass der Krankenkasse buchstäblich den Boden ausschlagen. Diese solcherart verursachten Kosten sind nämlich etwa neunmal so hoch wie bei einem sogenannten Durchschnittspatienten. Genauere Untersuchungen zeigen weiters, dass Patienten mit Störungen unklarer Genese sechsmal so hohe Kosten für Krankenhausbehandlungen sowie das Vierzehnfache für ambulante Therapiemaßnahmen verursachen. Von Susan M. Labott und ihren Mitarbeitern wurde auch berechnet, dass somatisierende Patienten einer Lungenabteilung bereits fast doppelt so hohe Kosten verursachten wie Asthmakranke. Diese Zahlen sind bekannt. Nur warum unternimmt niemand etwas dagegen? Mit dieser Frage sollten sich baldmöglichst die politischen Entscheidungsträger auseinandersetzen. Denn es muss schnell etwas geschehen. Es muss schleunigst eine frühzeitige Beteiligung der Psyche bei den Behandlungen in Betracht gezogen werden. Geschieht das nicht, führen diese Erkrankungen oft sogar bis in die Berufsunfähigkeitspension.

Und das Problem wird sich in den nächsten Jahren dramatisch zuspitzen. Denn die psychische Belastbarkeit der Menschen wird in unserem Kulturkreis aufgrund ständig neuer Kommunikationstechnologien und der damit verbundenen Reizüberflutung auf die Probe gestellt. Die ohnehin schon gigantischen Kosten, die sich auf das Ignorieren wasserdichter wissenschaftlicher Untersuchungen zurückführen lassen, werden in ungeahnte Dimensionen steigen. Dass der öffentliche Diskurs darüber ausbleibt, darf mittlerweile mit Fug und Recht als Skandal sowie eine unerträgliche Bürde für die nächste Generation bewertet werden. Es ist grotesk: Die Medizin stand noch nie unter so einem hohen wirtschaftlichen Druck wie heute – aber die positiven Ideen von Reformpools, mittels derer eine große Kostenersparnis durch die rechtzeitige Diagnose der psychischen Störungen erzielt werden könnte, finden nach wie vor kein Gehör.

Manfred Zielke schreibt in dem Buch „Die Psychosomatik am Beginn des 21. Jahrhunderts": „Mit einiger Sicherheit kann angenommen werden, dass die Hälfte bis zwei Drittel dieser Krankheitskosten dadurch verursacht werden, dass psychische

Erkrankungen nicht rechtzeitig erkannt und diagnostiziert werden und viel zu spät fachpsychotherapeutische Behandlungen erwogen und veranlasst werden ... Somit sind wesentliche Aspekte der traditionellen medizinischen Versorgung von Patienten mit psychosomatischen Erkrankungen kontraproduktiv: Sie verursachen chronische Krankheitsverläufe oder erhalten diese aufrecht, obwohl sie sie eigentlich zu behandeln vorgeben."

Jenny Shaw und Francis Creed zeigen wiederum auf, dass die verursachten Krankheitskosten in direktem Zusammenhang mit der Kompetenz von Ärzten standen. Konkret damit, ob es ihnen bei somatisierenden Patienten gelang, die im Hintergrund stehenden psychosozialen Faktoren zu erkennen. Die medizinischen Folgekosten waren nämlich etwa 46 Mal (!) so hoch, wenn die psychosozialen Faktoren nicht berücksichtigt wurden. Das heißt, diese betreffenden Ärzte betrachteten die Beschwerden ihrer Patienten ausschließlich organmedizinisch.

In einer Arbeit von Wolfgang Hiller und dessen Mitarbeitern werden Wirksamkeit und Kosten-Nutzen-Effekte der stationären Therapie somatoformer Störungen beleuchtet. In ihrer Studie belegen sie, dass nach einer stationären psychotherapeutischen Behandlung im Verlauf der folgenden zwei Jahre Einspareffekte von 36,7 Prozent für stationäre und 24,5 Prozent für ambulante Behandlung erzielt werden konnten. Wenn zusätzlich noch die indirekten gesundheitsökonomischen Kosten durch Arbeitsausfall berücksichtigt werden, betrug der Einspareffekt für jeden einzelnen Patienten mit somatoformen Störungen 8182 Euro. Das entspricht einem Gesamtrückgang von 34,8 Prozent. Die erreichbaren Einspareffekte waren noch deutlicher für eine Subgruppe von Patienten mit extremem „Inanspruchverhalten" („high utilizer"). Bei diesen wurden die Kosten um 32.174 Euro pro Patient reduziert. Das entspricht 63,9 Prozent. Es wurde ferner gezeigt, dass die durch die stationäre Behandlung in der bayerischen Klinik Roseneck entstandenen Kosten sich bereits nach weniger als zwei Jahren wieder amortisierten.

Hiller und seine Mitarbeiter haben noch andere bemerkenswerte Ergebnisse erzielt: „Markante Kostenreduktionen durch gezielte Behandlung somatoformer Störungen sind auch in anderen Untersuchungen gezeigt worden", fanden sie heraus. Smith und dessen Mitarbeiter wiederum führten eine randomisierte Studie im Bereich der Primärversorgung (family physicians) durch. Die mittleren Jahreskosten von 56 somatisierenden Patienten verringerten sich um 33 Prozent, nachdem die behandelnden Ärzte offenbar ihr Behandlungs- und Überweisungsverhalten entsprechend den Erfordernissen des Störungsbildes geändert hatten.

Bei einer Patientengruppe mit der strengeren Diagnose der Somatisierungsstörung führte die gleiche Intervention zu Kostenreduktionen von mehr als 50 Prozent.

In einer britischen Studie gelang es Morris und Mitarbeitern, nach einem Training von Allgemeinärzten Kosteneinsparungen von 15 bis 23 Prozent – bei einer Stichprobe von 112 Patienten mit somatisierten psychischen Störungen – zu erzielen.

Überall zeigt sich dasselbe Bild: Ass.-Prof. Dr. Elias Felten hat im Rahmen der 13. Österreichischen Tagung für Konsiliar-Liaison-Psychiatrie-Psychotherapie-Psychologie-Psychosomatik in Salzburg unter dem Titel „Sozialversicherungsrechtliche Vorgaben für die effiziente Heilbehandlung – Differentialdiagnostik als Rechtsgebot?" festgehalten, dass es durchaus auch die Aufgabe der Sozialversicherungen ist, auf die Erstellung der psychischen Diagnose zu achten, da damit nicht nur Leid erspart bleibt, sondern auch unnötige Untersuchungen verhindert werden können und sich dadurch Geld sinnvoll einsparen lässt. Eine ähnliche Argumentationsrichtung verfolgt Priv. Doz. Dr. Reinhard Klaushofer, ebenfalls von der juridischen Fakultät der Universität Salzburg, mit folgender Zusammenfassung:

Gemäß § 449 ASVG dürfen die über die Gebarung der Versicherungsträger (des Hauptverbandes) wachenden Aufsichtsbehörden unter anderem Fragen der Zweckmäßigkeit, Wirtschaftlichkeit und Sparsamkeit aufwerfen. Allerdings ist die Fragestellung gesetzlich insofern eingeschränkt, als sie sich auf „wichtige Fragen" zu beschränken hat, um nicht zu stark in den Bereich der Selbstverwaltung einzugreifen.

Der Artikel 126c B-VG legitimiert den Rechnungshof, die Gebarung der Träger der Sozialversicherung zu überprüfen. Aus den Ausführungsbestimmungen der §§ 20 in Verbindung mit 2 Abs 1 Rechnungshofgesetz geht hervor, dass auch in diesem Zusammenhang die Sparsamkeit, Wirtschaftlichkeit und Zweckmäßigkeit zu kontrollieren ist. In § 2 Abs 1 Rechnungshofgesetz wird sogar ausdrücklich betont, dass keinesfalls eine bloß ziffernmäßige Kontrolle vorgenommen werden darf.

Aus diesen Bestimmungen kann unzweifelhaft abgeleitet werden, dass die Sozialversicherungsträger zum wirtschaftlichen, sparsamen und zweckmäßigen Mitteleinsatz verpflichtet sind.

Dieses zuletzt genannte Kriterium ist maßgebend im Hinblick auf die Mittelverteilung zwischen somatischer und psychischer Medizin: Der Zweck des Mitteleinsatzes der Sozialversicherungsträger ist ja unter anderem die Heilung kranker Menschen. Dieser Zweck wird unzureichend erfüllt, wenn die Mittelverteilung dazu führt, dass die Krankenbehandlung einseitig wahrgenommen wird und dadurch die Ziele der Heilung oder Schmerz-/Leidenslinderung letztlich nicht erreicht werden. Anders formuliert: Die derzeitige Mittelverteilung bewirkt eine Konzentration auf somatische Behandlungsmethoden und veranlasst eine nachlässige bis gar keine psychische Behandlung, wodurch die Ziele der Heilung oder Schmerz-/Leidenslinderung denklogisch nicht erreicht werden können, wenn psychische Ursachen für das Krankheitsbild (mit)verantwortlich sind.

Die derzeitige Mittelverteilung/der derzeit somatlastige Mitteleinsatz löst daher große Streuverluste aus und ist nicht treffsicher. Er ist kausal für Folgekosten verantwortlich, die wiederum den Zielen der Wirtschaftlichkeit und Sparsamkeit zuwiderlaufen, weil sie bei richtiger Steuerung der Krankenbehandlung über den Mitteleinsatz vermieden werden könnten.

Dass mittlerweile immer mehr Patienten nach ihrer Odyssee durch die geltende Schulmedizin selbsternannte „Wunderheiler" aus dem Bereich der Esoterik aufsuchen, verwundert nach diesen Informationen nicht mehr. Dass diese entgegen der geltenden wissenschaftlichen Meinung punktuell sogar Treffer landen, weil deren manchmal obskure Angebote unter dem Deckmantel der „Geistheilung" laufen, sollte doppelt nachdenklich machen. Hilfe wäre oft tatsächlich unmittelbar greifbar – wenn sich die Schulmedizin nur etwas mehr der psychischen, also der seelischen Komponenten ihrer Patienten annehmen würde.

Die rechtliche Situation

Somatoforme Störungen, somatisierte Depressionen, posttraumatische Belastungsstörungen – um diese Erkrankungen wieder beim wissenschaftlich korrekten Namen zu nennen – sind gleichberechtigte Erkrankungen im Diagnoseverzeichnis. Liegen keine organischen Veränderungen vor, ist der Arzt verpflichtet, diese Diagnose zu stellen beziehungsweise die Verdachtsdiagnose mit dem Patienten zu diskutieren und die Weiche in eine Richtung zu stellen, in der weitere Abklärungsschritte in dieser Richtung geschehen können. Renate Pletzer hat in ihrer Abhandlung „Nichtdiagnose psychischer Erkrankungen – ein Haftungsfall?" klar festgehalten, dass die Nichtdiagnose einen Behandlungsfehler darstellt und ähnlich rechtlich geahndet werden könnte wie das Nichterkennen einer organischen Erkrankung. Durch diesen Fehler werden wirksame Therapiemethoden wie die notwendige

Psychotherapie oder die psychopharmakologische Behandlung vorenthalten. Damit ist diese Unterlassung genauso rechtlich relevant wie das Übersehen einer organischen Erkrankung. Auch im Ärztegesetz steht festgeschrieben, dass ein Allgemeinmediziner oder Facharzt verpflichtet ist, sowohl die organische als auch die psychische Diagnose zu stellen.

„Ein Verstoß gegen die Regeln der ärztlichen Kunst und damit ein Behandlungsfehler liegt dann vor, wenn die gewählte Maßnahme hinter dem in Fachkreisen anerkannten Standard zurückbleibt. Unter Rücksichtnahme auf § 1299 ABGB, der einen besonderen Sorgfaltsmaßstab für den Sachverständigen festlegt, ist jene Sorgfalt anzuwenden, die ein ordentlicher, pflichtgetreuer Durchschnittsarzt in der konkreten Situation des Behandlers aufgewendet hätte. Der Begriff des Behandlungsfehlers umfasst nicht nur Fehler bei der Therapie, sondern auch Fehler im Rahmen der Anamnese, der Diagnoseerstellung, der Prophylaxe und der Nachsorge. Auch Konsultationsfehler können einen Behandlungsfehler begründen. Darunter versteht man jene Fälle, in denen es ein Arzt, der etwa wegen fehlender Kenntnisse auf einem speziellen medizinischen Fachgebiet keine konkrete Diagnose stellen und/oder keine adäquate Therapie durchführen kann, unterlässt, einen entsprechend spezialisierten Kollegen des betreffenden Fachgebietes zu konsultieren bzw. dem betroffenen Patienten zu einer weiterführenden Untersuchung/Behandlung durch einen entsprechend qualifizierten Arzt zu raten. Lässt der Arzt bei der Behandlung die von ihm zu erwartende Sorgfalt außer Acht, d. h. bleibt die Behandlung hinter jenem Standard zurück, den der Behandler seinem Patienten schuldet, liegt ein Behandlungsfehler vor. Dieser kann bei Vorliegen der sonstigen Voraussetzungen eines Schadenersatzanspruches eine Haftung des Arztes gemäß den §§ 1295 ff ABGB begründen."

Im Weiteren schreibt Pletzer unter der Überschrift „Die Diagnose als Ausgangspunkt der ärztlichen Behandlung":

„Die obigen Ausführungen gelten nicht nur für die Behandlung als solche, sondern in gleicher Weise für die Diagnose, die gleichsam den Ausgangspunkt für die ärztliche Behandlung bildet: Lässt der Arzt bei der Erstellung der Diagnose die Sorgfalt, wie sie von gewissenhaften und aufmerksamen (Fach-)Ärzten an den Tag gelegt würde, außer Acht, und stellt er deswegen eine unzutreffende oder unvollständige Diagnose, liegt ein Behandlungsfehler vor. Der Diagnosefehler ist demnach als Unterfall des Behandlungsfehlers zu sehen."

Es ist daher jeder Arzt, jede Ärztin gefordert, die psychischen Bereiche in das ärztliche Gespräch mit einzubeziehen. In einer Reihe von Untersuchungen wird festgehalten, dass dieser Bereich regelmäßig zu kurz kommt. Wenn eine psychische Erkrankung vorliegt, wird diese nur in etwa der Hälfte aller Fälle diagnostiziert. Dies ist ein ärztliches Verhalten, das einen Behandlungsfehler und eine Verletzung der Sorgfaltspflicht darstellt. Dieses ärztliche Verhalten geht leider mit einem großen Bedürfnis der betroffenen Patienten Hand in Hand, die es ebenfalls vermeiden, aus Schuld, Angst und Scham heraus das Psychische anzusprechen und eine entsprechende Behandlung einzufordern. Damit ergibt sich ein Teufelskreis.

Das Problem der Honorierung

Eine ärztliche Praxis ist mit hohen Kosten verbunden. Die Miete, Betriebs- und Personalkosten etc. bedingen, dass ein Arzt pro Stunde einige hundert Euro einnehmen muss, um die anfallenden Kosten finanzieren zu können. Ganz zu schweigen davon, dass er selbst auch zu einem seiner Ausbildung und vor allem seiner hohen Verantwortung entsprechenden monatlichen Einkommen gelangt. Wenn er diese betriebswirtschaftlichen Spielregeln außer Acht lässt, gefährdet er die wirtschaftliche Existenz seiner Ordination. Er ist also gezwungen, entsprechend viel Geld einzunehmen. Die nüchterne Realität ist jedoch, dass er für ein ärztliches Gespräch, das etwa 10 Minuten dauert, 13 Euro verrechnen kann. Wenn er eine psychosomatische Zusatzausbildung hat, dann liegt sein Tarif für 20 Minuten bei etwa 18 Euro. Womit der Arzt diese Maßnahme wohl allein schon aus betriebswirtschaftlichen Gründen nicht in Betracht ziehen kann.

Der Berliner Facharzt für Psychosomatische Medizin und Psychotherapie Bernhard Palmowski beklagt die Situation in seinem Artikel „Psychosomatische Medizin in der ambulanten Versorgung – Fata Morgana eines Fachgebiets?", erschienen in der Fachzeitschrift „Ärztliche Psychotherapie und Psychosomatische Medizin" im Jahr 2007, folgendermaßen:

„So wird den Patienten mit psychischen und psychosomatischen Erkrankungen unverändert der Zugang zu einer adäquaten Diagnostik und Therapie im Rahmen des Fachgebietes verwehrt. Die vorhandenen medizinischen Ressourcen sind praktisch nicht zugänglich. Den Fachärzten für Psychosomatische Medizin und Psychotherapie wiederum wird eine ihrer Aus- und Weiterbildung gemäße ärztliche Tätigkeit verweigert. Der Versorgungsbedarf auf Seiten der Bevölkerung ist da, gut aus- und weitergebildete Ärzte sind vorhanden – und dennoch herrscht Blockade. Die Zahlen von Schepank (1987) sind unverändert gültig und wir sollten sie präsent haben: ca. 25 % der städtischen Bevölkerung leiden an psychogenen Erkrankungen, 10 % benötigen eine intensive psychotherapeutische Behandlung. In den Wartezimmern der Hausärzte leidet annähernd jeder Zweite an psychosomatischen, psychischen und somatopsychischen Störungen. Für diese große Patientenpopulation hat der Deutsche Ärztetag 1992 das Fachgebiet eingeführt. Das fortbestehende Ausmaß an Fehl- und Unterversorgung dieser Kranken bringt nicht nur großes Leid für die Betroffenen mit sich, sondern darüber hinaus enorme Kosten für die Krankenkassen und Krankenversicherungen."

Seit Jahrzehnten laufen Verhandlungen mit den Krankenkassen. Eine vernünftige Bezahlung von Gesprächsmedizin ist dabei allerdings noch nicht spruchreif geworden. Einem Vertreter der Ärztekammer wurde hinter vorgehaltener Hand mitgeteilt, er solle doch einfach ein Elektrokardiogramm mehr schreiben und dafür länger mit dem Patienten sprechen. Ist das noch zu glauben? Man muss es leider als gegeben betrachten: Ein weiterer Beweis dafür, wie fest die Strukturen dieses Systems geworden sind, das kranke Menschen noch kranker macht – und ohnehin bereits hohe Ausgaben für die medizinische Behandlung in unserer Gesellschaft noch einmal explosionsartig ansteigen lässt.

Wer vertritt die Psyche?

Eine weitere dringende Forderung: Im Arbeitsbereich gibt es Gewerkschaften, bei Gebrauchsgütern gibt es Konsumentenschutzorganisationen – und wer vertritt die Psyche? Hier dürfen über Jahrzehnte entscheidende Fehler gemacht werden, ohne dass sich eine starke Interessengruppe dagegen wehrt. Und der kollektive Aufschrei bleibt aus – weil den meisten Menschen immer noch nicht klar ist, dass ihre Psyche als Reaktion auf vielfältige Überforderungen Schaden nimmt und auch körperliche Symptome damit verbunden sein können. Es ist nicht nur der zu erwartende volkswirtschaftliche Schaden, der zu befürchten ist. Zahlen haben keine Seele. Aber was ist mit den hunderttausenden Seelen, die in den nächsten Jahren ihre Organe alarmieren – weil sie dem Druck nicht mehr gewachsen sind?

Das Problem ist die Unkenntnis der Betroffenen

Das größte Problem ist – wie bereits erwähnt – das Nichtwissen der Betroffenen. Genau das hat mich veranlasst, dieses Buch zu schreiben. Der betroffene Mensch kann sein Beschwerdebild offenbar in keine andere Schublade als der „organischen" ablegen.

Zu stark sind die jahrzehntelang überlieferten Muster, dass Schmerzen oder andere körperliche Beschwerden eine organische Ursache haben müssen. Da es keine entsprechende Zuordnung, keine entsprechende Lade gibt, sind nun natürlich Tür und Tor für Missverständnisse aller Art weit offen. Wenn man als Betroffener Schmerzen verspürt, aber keine Ursache dafür gefunden werden kann, drängen sich sofort auf Vorurteilen basierende Fehlmeinungen auf: Der eingebildete Kranke, der Simulant, der Hypochonder, der Tachinierer, der Schmarotzer, der Rentenschleicher – wir kennen diese zweifelhaften Titulierungen zur Genüge aus Stammtischreden und Kaffeekränzchen. Um aus dieser Fehlmeinungsspirale herauszukommen, werden Sie als Betroffener die Anstrengungen intensivieren. „Da muss doch etwas Organisches gefunden werden", werden Sie sich beharrlich einreden. Auch die üblichen Angebote der Mediziner, wenn nichts Organisches gefunden wurde, helfen da meist längerfristig nicht weiter. Sollte ein Arzt immerhin den Verdacht haben, dass die Erkrankung psychisch oder psychosomatisch ist, beschränken sich seine Vorschläge meist auf solche wie „Entspannen Sie sich doch ein bisschen", „Gehen Sie auf Urlaub", „Regen Sie sich doch weniger auf".

Diese durchaus gut gemeinten Ratschläge der Ärzte beherzigen auch viele Betroffene. Sie suchen dann, in der Hoffnung auf Ruhe, Entspannung oder gar Heilung, eine Privatklinik auf. 24 dieser Kliniken hat nun der Herausgeber des Relax Guide, Christian Werner, für die aktuelle Ausgabe des Wellnessführers (2012) unter die Lupe genommen. Auch Werner bezeichnet es als veritablen Skandal, dass die Versorgung der Betroffenen über die gesetzliche Versicherung denkbar schlecht sei. „Den Leuten bleibt gar nichts anderes übrig, als sich als Privatzahler in diesem neuen Angebot von Anti-burn-out-Kuren umzusehen." Wirtschaftlich seien diese Betroffenen in der Tat ein sehr bedeutender Faktor für die Hotellerie geworden. „Jeder zehnte Österreicher leidet unter Burn-out. Tendenz stark steigend", stellt

Werner fest. Seine Zahlen sind ebenfalls alarmierend: „Die Krankenstandstage in Folge von psychischen Erkrankungen steigen stark an", sagt er. „Zwischen 1994 und 2006 haben sie sich sogar verdoppelt. Psychische Probleme sind mittlerweile der häufigste Grund für eine Frühpensionierung."

Was die Privatzahler in den Wellnesshotels erleben, die angeben, „Anti-Burn-out"-Kuren im Programm zu haben, sei stark schwankend. Universitätsdozent Dr. Udo Zifko, den Werner zurate zog, befindet kurz und knapp: „Es gibt Scharlatane, aber auch ausgezeichnete Anbieter." Die Privatkuren, so Zifko, machten durchaus Sinn. „Vor allem für jene, die möglichst schnell in ihren Job zurückkehren wollen." Die Frage, die sich hier allerdings erneut stellt: Ist es nicht ein totales Versagen unserer Gesundheitspolitik, dass sich die Betroffenen mittlerweile bereits im Wildwuchs privater Kurangebote zurechtfinden müssen, diese dann selbst bezahlen, nachdem sie manchmal jahrelang falsch behandelt wurden, um so schnell wie möglich wieder in ihren Beruf einsteigen zu können? Dr. Zifko hat bei der Beurteilung übrigens jenen Kliniken das beste Zeugnis ausgestellt, die für ihre Kurgäste tägliche Psychotherapie anbieten. Aber nicht nur die Privatkliniken werden in der aktuellen Ausgabe kritisch untersucht. Auch das klassische Wellnesshotel, in dem sich die Gäste in wenigen Tagen maximale Erholung versprechen dürfen, könne diese oft „von Haus aus" nicht bieten, kritisiert Werner. Was darin begründet liege, dass mittlerweile bereits 20 Prozent aller vom „Relax Guide" getesteten 1009 „Ruheoasen" direkt an verkehrsreichen Straßen liegen. Als „negative Spitzenreiter" nennt er diesbezüglich ausgerechnet die beschaulichen Bundesländer Tirol (24,8 Prozent) und Vorarlberg (37,2 Prozent).

Und sollte der Betroffene dann nach einem Aufenthalt in einem dieser Hotels doch wieder einmal einen Arzt aufsuchen, dann könnte ihm dort drohen, was Anne-Françoise Allaz, Medizinerin von der Universitätsklinik Genf, in ihrer Studie beschrieben hat. Wie sie feststellte, „hatten 30 % der Patienten, die über chronische Schmerzen ‚ohne organischen Befund' (nach her-kömmlicher Definition) klagten, von ihren Ärzten die Diagnose erhalten, sie seien Querulanten, Simulanten oder wehleidig." Die möglichen Folgen beschreibt Joachim Bauer so: „Sehr häufig greift der ratlose Arzt dann in seiner Not zum Rezeptblock und verordnet ein Schmerz- oder Beruhigungsmittel, woraus sich manchmal nicht nur erhebliche Nebenwirkungen, sondern ge-legentlich auch eine Medikamentenabhängigkeit ergeben kann." Und so dreht sich die Fehlmeinungsspirale bereits frisch und munter in regem Austausch mit dem Gesundheitssystem und der Freizeitindustrie weiter abwärts.

Ein weiterer wesentlicher Grund, warum es derzeit offenbar kein Entrinnen aus dieser Spirale gibt, ist das unbewusste Zusam-menspiel von Patient- und Arzt-Interessen. Es stellt heutzutage für Patienten grundsätzlich kein Problem mehr dar, wenn er von seinen seelischen Belastungen spricht, von den Konflikten und einem Übermaß an Stress, dem er sich ausgesetzt fühlt. In ihren Köpfen gilt es aber immer noch nicht als „erlaubt", so darunter zu leiden, dass eine Erkrankung daraus resultieren könnte. Die gängige Abwehrformel eines betroffenen Patienten, der einem „Psychospezialisten" vorgestellt werden soll, lautet deshalb in der Praxis zumeist: „Ich bin doch nicht verrückt." Es bedarf also erhöhter Erklärungs- und Motivationsanstrengungen des zu-weisenden und behandelnden Arztes, wenn ein Betroffener den seelischen Anteil seiner Erkrankung reflektieren soll. Körperlich krank zu sein ist gesellschaftlich akzeptiert; seelisch belastet zu sein, unter Stress zu leiden, ist ebenfalls anerkannt. Jedoch see-lisch so zu leiden, dass sich eine seelische oder körperliche Er-krankung entwickelt, das ist nicht nur nicht anerkannt, sondern ist stigmatisiert, wird abgewertet, löst Angst aus und wird mit Ausstoßungstendenzen von der Gesellschaft bestraft.

Das Problem ist das Nichtwissen der Ärzte

Es besteht ein krasses Missverhältnis zwischen der Ausbildung der Ärzte und der Anzahl der Patienten, die an psychischen oder psychosomatischen Erkrankungen leiden und deswegen die Ordinationen von Allgemeinmedizinern oder Fachärzten aufsuchen oder aber auch den diversen Stationen eines Allgemeinkrankenhauses zugewiesen werden. Man muss sich hier erneut vor Augen führen: 30 Prozent aller Patienten bräuchten eine spezifische psychosomatische und psychopharmakologische Behandlung. Die Ausbildung dazu kommt allerdings im Curriculum zum Allgemeinmediziner so gut wie gar nicht vor. Im Rahmen der Ausbildung zum Allgemeinmediziner kann jeder angehende Arzt wählen, ob er zwei Monate auf der Neurologie arbeiten möchte oder auf der Psychiatrie. Ist das nicht grotesk? Im Rahmen einer langjährigen Ausbildung gewährt unser Ausbildungssystem gerade mal zwei Monate Spezialtraining für 30 Prozent aller anfallenden Patienten, die man in der täglichen Praxis zu behandeln hat. Würden Sie sich gerne von einem Zahnarzt behandeln lassen, der im Rahmen seiner Ausbildung zwei Monate praktische Ausbildung in Zahnheilkunde genossen hat? So ähnlich ist die Situation jedoch in Österreich, nicht viel besser in Deutschland.

Hans-Christian Deter und Rainer Dilg schreiben dazu: „In der laufenden Debatte über die Struktur des ambulanten Gesundheitssystems wird immer wieder dessen Unausgewogenheit bemängelt, nämlich einseitige, überwiegend naturwissenschaftlich-technische Konzepte und Behandlungsmethoden, statt einer häufig geforderten ‚sprechenden Medizin‘. Die Biomedizin allein kann weder den berechtigten Erwartungen der Patienten noch den Erfordernissen des ärztlichen Alltags gerecht werden. Es kommt häufig zur Chronifizierung psychischer und psychosomatischer Krankheiten und Schädigung durch Fehlbehandlung. Wenn psychosomatische Störungen als ausschließlich körperliche Krankheiten (fehl-)diagnostiziert und (fehl-)behandelt werden, sind unnötige und ausgeweitete diagnostische und therapeutische Maßnahmen unabwendbar. Folgekosten schlagen als Arbeitsunfähigkeit bis zur Erwerbsunfähigkeit, als ausgedehnte stationäre Aufenthalte und kostspielige Rehabilitationsmaßnahmen zu Buche."

Diese Mängel und die sich daraus ableitenden Grundforderungen der Psychosomatik sind alles andere als eine Erkenntnis unserer Zeit. Sie wurden bereits von dem Arzt und Philosophen Viktor von Weizsäcker aufgegriffen, und zwar schon 1940. Sie haben richtig gelesen: Vor 72 Jahren veröffentlichte Viktor von Weizsäcker die Schrift „Der Gestaltkreis". Seitdem gilt er als Begründer der psychosomatischen Medizin und der medizinischen Anthropologie. In einer Sendung über „Psychosomatik" im österreichischen Hörfunk wurde betont, dass seine Begegnung mit Sigmund Freud 1926 als Wendepunkt in seinem Leben gilt. In den Tiefen der Psychoanalyse glaubte von Weizsäcker ein Instrument in Händen zu halten, das ihm ermöglichte, den Menschen als Subjekt in die Medizin einzuführen. Sein Anliegen war es, die Spaltung zwischen Körper und Seele zu überwinden. Er schreibt: „Wir sollten wenigstens in jedem wichtigeren Falle versuchen, biografische Medizin zu betreiben. Das heißt praktisch zunächst, den Kranken nicht schematisch ausfragen, sondern aushören, ihm ein Ohr bieten, das schweigend aufzunehmen versteht. Wir werden sehen, wie rasch und leicht er uns die wichtigsten Verhältnisse seines Lebens, seiner Nöte, seines Werdegangs erzählt." Und er kommt im Weiteren zu dem Schluss, dass viele Erkrankungen als Folge einer seelischen Krise, einer Überforderung und auch als Ausdruck unbewusster Nöte und Qualen zu verstehen sind. Und das wohlgemerkt im Jahre 1940!

Da die Ärzte das Manko in der normalen Ausbildung erkannt haben und sich zeigt, dass diese Grundeinstellung noch immer nicht Allgemeingut in der ärztlichen Praxis geworden ist, werden seit fast 20 Jahren Zusatzausbildungen angeboten, die mit Diplomen abgeschlossen werden. In Österreich haben mit Stand

1. Dezember 2011 2166 Ärzte das Diplom für psychosoziale Medizin absolviert, das Diplom für psychosomatische Medizin besitzen 1711 und das Diplom für psychotherapeutische Medizin immerhin 1236. Diese Zusatzausbildung muss von den Kollegen aus eigener Tasche bezahlt werden. Die Leistung, die dafür erbracht werden kann, wird jedoch von den Krankenkassen kaum honoriert (vgl. Das Problem der Honorierung, S. 43 ff.). Ähnlich ist, wie schon weiter oben beschrieben, die Situation für Fachärzte für Psychosomatische Medizin und Psychotherapie in Deutschland.

Das Problem der fachärztlichen Versorgung

Wie könnte die Behandlung von Personen mit somatoformen Störungen nun also trotzdem gewährleistet werden? Bei der Beantwortung dieser Frage stehen wir schon wieder vor einem neuen Problem: Der Allgemeinmediziner oder Facharzt, der zu wenig Erfahrung in der Behandlung von psychosomatischen Störungen hat, müsste zur weiteren Abklärung einen Facharzt für Psychiatrie und psychotherapeutische Medizin einschalten. Die gute Nachricht: Es gibt solche Fachärzte in Österreich. Die schlechte Nachricht: Die Ordinationen jener Fachärzte sind dermaßen überlaufen, dass mit Wartezeiten für das Erstgespräch zwischen zwei und vier Monaten zu rechnen ist. Vorher erhält man keinen Termin. Wenn Sie diese Information vor dem Hintergrund beleuchten, dass es in Österreich noch immer mehr Selbstmorde gibt als Verkehrstote, dann kommt man wohl nicht darüber hinweg, auch hier von einem veritablen Skandal einer fehlgeleiteten Gesundheitspolitik zu sprechen. Wohin sonst sollen sich denn Betroffene wenden? Zu Allgemeinmedizinern, die in ihrer Ausbildung zumeist nur zwei Monate Psychiatrie gelernt haben?

Kann die Situation zumindest entschärft werden? Bis zu einem gewissen Punkt lässt sich diese Frage mit „Ja" beantworten. Und zwar dann, wenn eine enge Kooperation des Allgemeinmediziners mit einem Psychotherapeuten erreicht werden kann, der von seiner Grundausbildung her Mediziner sein kann, aber auch Psychologe, Pädagoge etc. In Deutschland sollte es ein Facharzt für Psychosomatische Medizin und Psychotherapie sein, der speziell auf dem Gebiet der somatoformen Störungen und der Psychosomatik eine Zusatzausbildung erworben hat. Psychotherapie ist aber für viele Patienten mit einem deutlichen Selbstbehalt verbunden, der sich in einer Selbstfinanzierung von 200 Euro und deutlich mehr pro Monat zu Buche schlägt. Diesen können und wollen sich viele Patienten nicht leisten. Wir sind hier also mitten in einer Zweiklassenmedizin angelangt. Menschen mit ausreichendem Einkommen und Vermögen können sich eine wirksame Behandlung leisten, Menschen mit niedrigem Einkommen stürzt diese Regelung zusätzlich, zu ihren bereits bestehenden Problemen, noch in finanzielle Not.

Ähnlich ist die Situation in den Spitälern. Nikolaus Stelzig hat das Problem in seiner Diplomarbeit genauer beleuchtet. Er zitiert den Österreichischen Psychiatriebericht 2004 und stellt fest, dass viele psychiatrische Diagnosen in Krankenhäusern / Abteilungen gestellt werden, die über keinerlei psychiatrische oder neurologische Fachhauptbereiche verfügen. „Zählt man Haupt- und Nebendiagnosen zusammen, wurde bei 167.180 Entlassungen eine psychiatrische Diagnose in einem nicht-psychiatrischen Krankenhaus festgestellt. (Vgl. BMGF, Psychiatriebericht 2004, 82–84 Wien.)" Und weiter unten: „Diese letzte Statistik verdeutlicht noch einmal die Problematik und zeigt, dass es hier dringend gesundheitspolitischen Handlungsbedarf gibt. Auf der einen Seite kann angenommen werden, dass die fachliche Versorgung der Patienten mit psychiatrischen Diagnosen auf einem niedrigeren Niveau stattfindet, als in einer psychiatrischen Klinik. Im Bericht wird auch weiters die Vermutung aufgestellt, dass die tatsächliche Häufigkeit von psychischen Störungen in Allgemeinkrankenhäusern noch wesentlich höher ist, aber auf Grund der kaum vorhandenen psychiatrischen Ausbildung der Ärzte solche Störungen nicht erkannt werden. (Vgl. BMGF, Psychiatriebericht 2004, 84 Wien.)"

Als Ergebnis wird aus juristischer Sicht weiters festgehalten: „Die Rechtssicherheit des Patienten ist in mehrfacher Hinsicht nicht gewährleistet. 1. Fehldiagnosen, 2. Nichtdiagnosen, 3. Fehlbehandlungen, 4. Vorenthalten einer psychiatrischen Versorgung als Organisationsverschulden."

Dass die Situation in Deutschland ganz ähnlich ist, hat die Arbeitsgruppe um Eszter Maylath aufgezeigt. Als Ergebnis ihrer Studie fasst sie zusammen, dass 32,4 Prozent der psychiatrischen Hauptentlassungsdiagnosen in somatischen Abteilungen, der überwiegende Teil davon (19,3 Prozent) in der inneren Medizin vergeben werden. Die Hauptdiagnosen beziehen sich auf hirnorganische Krankheitsbilder, alkoholbedingte Störungen sowie auf neurotische, Belastungs- und somatoforme Störungen. Maylath untersuchte insgesamt 1,258.620 Krankenhausfälle und 11,423.095 Krankenhaustage. Lediglich 67,6 Prozent der Diagnosen wurden in psychiatrisch-psychosomatischen Kliniken gestellt, 32,4 Prozent im Rahmen rein somatischer Krankenhausbehandlungen. Rechtlich interessant ist, dass 51 Prozent der untersuchten Abteilungen, in denen psychiatrische Diagnosen im Allgemeinkrankenhaus gestellt wurden, ohne psychiatrische Abteilung und ohne die Möglichkeit der mittelbaren konsiliarischen Betreuung waren.

Können Sie sich vorstellen, dass so ein Vorgehen in der restlichen Medizin möglich wäre? Das würde bedeuten, dass der Zahnmediziner Ihren Diabetes mellitus, also Ihre Zuckerkrankheit behandelt oder der Facharzt für Psychiatrie und Psychotherapie die Krebsbehandlung durchführt. Sie sehen, wie wenig dieser Fachbereich, der sich auf die Diagnose und Behandlung psychischer Erkrankungen spezialisiert hat, anerkannt wird. In der Ausbildung zum Facharzt für Innere Medizin kommt die Behandlung psychischer Erkrankungen nicht vor. Die Frage ist also, auf welcher Rechtsgrundlage Patienten mit solchen Störungen auf den Abteilungen für Innere Medizin behandelt werden. Wollen wir weiter die Patienten mit somatoformen Störungen übersehen, wollen wir weiter jahrelange Patientenkarrieren und Leidenszustände produzieren, wollen wir weiter somatisierte Depressionen und posttraumatische Belastungsstörungen ignorieren? Ich wiederhole mich an dieser Stelle gerne: Die Ignoranz, die diesen Menschen entgegengebracht wird, schreit zum Himmel.

Das Bemühen, diesen Teufelskreis endlich aufzubrechen, ist immerhin da. Seit vielen Jahren gibt es eine Arbeitsgruppe um Thomas Herzog und Barbara Stein, die die psychiatrische und psychosomatische Versorgung in Allgemeinkrankenhäusern fordert und entsprechende Leitlinien aufgestellt hat. In ihrem Artikel „Konsiliar-/Liaisonpsychosomatik" aus dem Buch „Psychosomatik am Beginn des 21. Jahrhunderts" von Hans-Christian Deter schreiben sie: „Es besteht ein Missverhältnis zwischen epidemiologisch und klinisch festgestelltem Bedarf und Inanspruchnahme. So finden sich bei ca. 30 % der Allgemeinkrankenhauspatienten relevante psychische Störungen und bei ca. 10 % liegt eine von Patient, Patientbehandler und CL-Experte konsensuell akzeptierte Indikation für eine CL-Abklärung und/oder -Intervention vor (je etwa zur Hälfte primär psychiatrisch bzw. psychosomatisch). Dies kontrastiert mit einer Inanspruchnahme von meist weniger als 1,5 % (Huyse et al. 1996). Gründe sind nicht nur der Kampf um knappe Ressourcen, sondern oft auch mangelnde ‚Kundenorientierung' und unzureichende Zielklärung und -ausrichtung der CL-Anbieter." Und weiter unten stellen sie in dem Artikel noch fest: „Die relevante psychosoziale Problematik wird nicht oder erst sehr spät erkannt, bzw. zum Anlass für weitergehende Maßnahmen genommen."

Auch die Deutsche Gesellschaft für Psychiatrie, Psychotherapie und Nervenheilkunde (DGPPN) hat im Positionspapier zur aktuellen Lage und zukünftigen Entwicklung der Behandlung psychischer Erkrankungen in Deutschland die Wichtigkeit psychiatrisch-psychosomatischer Konsiliar- und Liaisonarbeit für die Versorgung von Patienten in allgemeinen Krankenhäusern betont und die häufig noch fehlende personelle Ausstattung bedauert.

Auf die Realisierung dieser Forderung müssen wir noch warten.

Warum aber belästige ich Sie, werter Leser, mit solchen Zahlenmonstern? Weil Sie jetzt hoffentlich auch genug davon haben, dass womöglich auch Ihrer tatsächlichen Erkrankung von unserem Gesundheitssystem keine Beachtung geschenkt wird. Sie können und sollen nach der Lektüre dieses Buches mit ruhigem Gewissen einfordern, was Ihnen zusteht: Nämlich dass Sie von einem Experten für psychische Krankheiten gesehen und beraten werden können. Erkannt wurde dieses Krankheitsbild schon vor langer Zeit. Und jetzt ist es höchste Zeit, dass es endlich ernst genommen wird.

Berufsunfähigkeitspension aus psychischen Gründen

Der enorme Anstieg von Krankenständen beziehungsweise sogar der Berufsunfähigkeit aufgrund psychischer Probleme wurde in diesem Buch schon erwähnt. Wie drastisch die Situation mittlerweile aber geworden ist, enthüllt der jährlich erscheinende österreichische Fehlzeitenreport. Dieser entsteht in Kooperation zwischen der Wirtschaftskammer Österreich, der Wiener Arbeiterkammer, dem Hauptverband der österreichischen Sozialversicherungsträger, der Allgemeinen Unfallversicherungsanstalt sowie der Pensionsversicherungsanstalt. Die Zahlen, die von diesen Organisationen zusammengetragen wurden, ergeben einen breiten Überblick zum aktuellen Krankenstandsgeschehen in Österreich. Den Schwerpunkt des Berichts bildet eine Untersuchung des Zusammenhangs zwischen dem Krankenstandsgeschehen und dem krankheitsbedingten frühzeitigen Austritt aus dem Erwerbsleben. „32 % aller Neuzugänge bei den krankheitsbedingten Frühpensionierungen erfolgen mittlerweile aus psychischen Gründen", sagt Alice Kundtner, Direktor-Stellvertreterin der Arbeiterkammer Wien. „Im Jahr 2004 lag der Anteil noch bei 24 %. Aufgrund dieser besorgniserregenden Entwicklung muss so frühzeitig wie möglich mit Maßnahmen der gesundheitlichen Rehabilitation begonnen werden, um betroffenen Personen eine Spirale von Krankheit, Angst um den Arbeitsplatz und letztlich Arbeitslosigkeit zu ersparen. Die Erhaltung der psychischen Gesundheit ist für die Arbeiterkammer das wichtigste sozial- und gesundheitspolitische Ziel der nächsten Jahre."

Ebenso im Jahr 2011 wurde die Analyse der Versorgung psychisch Erkrankter des österreichischen Hauptverbandes, gemeinsam mit der Salzburger Gebietskrankenkasse, erhoben. Nach dieser Studie liegt das Durchschnittsalter der Frühpensionierungen der psychischen Erkrankungen zwischen dem 40. und 50. Lebensjahr. Denken Sie am besten gar nicht erst darüber nach, wie viel Geld hier aufgewendet werden muss. Das würde an dieser Stelle nach allen Informationen, die Sie bisher in diesem Buch erhalten haben, Ihr Nervenkostüm wohl über Gebühr strapazieren.

Weiters wird in dem Bericht festgehalten: „Im Übrigen ist seit Beginn der 1990er Jahre ein kontinuierlicher Anstieg bei den psychischen Erkrankungen zu beobachten. Seit 2007 sind die psychiatrischen Erkrankungen die Hauptursache für Neuzuerkennungen. Dieser Trend wird sich wahrscheinlich fortsetzen."

Ganz ähnlich ist die Situation in Deutschland. Nach der Statistik der deutschen Rentenversicherung liegen die psychischen Erkrankungen als Ursache für die neuen Erwerbsminderungsrenten mit 45,6 Prozent bei den Frauen und 33,4 Prozent bei den Männern mit Abstand an erster Stelle!

Das Interessante an den Zahlen ist, dass viele der Betroffenen über Jahre auf der organmedizinischen Schiene erfolglos behandelt wurden. Es gibt Fälle, die schlussendlich um Berufsunfähigkeitspensionen aus psychischen Gründen ansuchen, ohne jemals bei einem Psychiater in Behandlung gewesen zu sein. In Gesprächen mit verschiedenen ärztlichen Leitern der psychiatrischen Rehabilitationseinrichtungen wird beklagt, dass die Patienten viel zu spät zugewiesen werden. Wenn der Patient selbst die Hoffnung auf Heilung aufgegeben hat und als einzigen Ausweg die Berufsunfähigkeitspension sieht, ist es praktisch unmöglich, die Weiche in Richtung Rehabilitation und beruflichen Wiedereinstieg zu stellen. Im schon zitierten Bericht des Hauptverbandes der österreichischen Sozialversicherungsträger, gemeinsam mit der Salzburger Gebietskrankenkasse, wird freundlich zum Ausdruck gebracht, dass im Rahmen der Berufsausbildung von Allgemeinmedizinern auch wenig Know-how und praktische Erfahrung betreffend die Versorgung psychisch Kranker angeboten wird.

Die genauere Betrachtung des Rätsels

Ein wesentliches Phänomen bei somatoformen Störungen ist, dass man die Beschwerden nicht nachweisen kann. In der Arzt-Patienten-Beziehung bleibt man also auf den Vertrauensgrundsatz angewiesen. Sie werden vielleicht denken, dass dies in der Arztpraxis ohnehin selbstverständlich ist. Weit gefehlt. Normalerweise entwickeln Arzt und Patient ein gemeinsames Verstehen des Krankheitsbildes. Eine Bronchitis ist mit Husten verbunden, mit entsprechender Schleimproduktion etc. Der Patient und der Arzt haben für das Phänomen also eine bekannte Schublade. Ähnlich verhält es sich bei Entzündungen. Hier ist etwas sichtbar und nachweisbar. Auch hier besteht ein gemeinsames Verständnis. Ganz anders verhält es sich bei somatoformen Störungen. Trotz genauer Abklärung kann keine organmedizinische Erklärung gefunden werden. Jetzt droht der Prozess in zwei Fehlrichtungen zu entgleisen. Entweder misstraut der Patient dem Arzt und meint, dieser habe nicht genug Erfahrung, nicht genau genug untersucht oder ähnliche diesbezügliche Vermutungen: Dann konsultiert er gewöhnlich einen anderen Arzt. Es kann aber auch der Fall eintreten, dass der Arzt dem Patienten zu misstrauen beginnt. Womöglich unterstellt er ihm dann sogar, dass es ihm nur darum gehe, einen möglichst langen Krankenstand „herauszuholen", dass er einfach mal eine Zeit lang nichts tun, sein Krankengeld beziehen wolle oder aber auch, dass er ein Übermaß an Aufmerksamkeit bekommen möchte. Irgendwann vermutet der Arzt dann womöglich, dass es dem Patienten nur darum gehe, mit seiner Berufsunfähigkeitspension gemütlich seine Tage zu bestreiten.

Tatsächlich sind wir bei dem Krankheitsbild der somatoformen Störungen an einem Punkt angelangt, mit dem unser System noch nicht gelernt hat, richtig umzugehen. Wir müssen dem Patienten glauben, dass er unter Symptomen und Beschwerden leidet, die wir nicht kontrollieren oder beweisen können. Dieser Nachweis ist allerdings auch nicht zwingend notwendig. Es gibt diese Krankheitsbilder als eigenständige Diagnosen mit den entsprechenden Ursachen, der entsprechenden Symptomatik und den entsprechenden therapeutischen Möglichkeiten. Wir dürfen dem Patienten glauben, wir dürfen ihm vertrauen, wir dürfen uns als Ärzte von seinen Angaben leiten lassen und daraus die richtigen Schlüsse ziehen, um die richtige Therapie anzuwenden. Nur wenn es uns gelingt, in diesem Prozess ein gemeinsames Verständnis, eine gemeinsame Schublade zu entwickeln, werden wir das Problem meistern können.

Noch interessanter ist jedoch, dass dieses Phänomen nicht nur in der Arzt-Patienten-Beziehung eine entscheidende Rolle spielt, sondern auch im Patienten selbst. Er selbst möchte den dokumentierten Beweis für die Ursachen seiner Beschwerden haben und ist irritiert und zweifelt an sich selbst, wenn sich dieser Beweis nicht erbringen lässt. Wir haben also alle noch ein gutes Stück zu lernen, wenn es darum geht, im Umgang mit somatoformen Störungen erfolgreich zu sein.

Sowohl die betroffenen Patienten als auch die behandelnden Ärzte sind aufgefordert, sich mit dem Phänomen „Krank ohne Befund" konstruktiv auseinanderzusetzen. Wir müssen ein gemeinsames Verständnis für diesen Bereich entwickeln und auch akzeptieren, dass es sich um Beschwerden handelt, die mit einer psychischen Diagnose definiert werden können. Erst aus der richtigen Diagnose kann sich die richtige Therapie ergeben. Es ist notwendig, sich dieser Schublade psychischer Erkrankungen zu öffnen, sie wertfrei verstehen zu lernen und zu akzeptieren und sie in denselben Rang zu heben wie jede organische Erkrankung.

Es ist erstaunlich, wie blind die Medizin angesichts all jener Erkenntnisse auf diesem Auge immer noch ist. Im Bereich der Organmedizin wird jeder Patient bestmöglich versorgt. Die Diagnose wird gestellt und der Behandlungsplan erarbeitet. Dann kommt es im Regelfall so rasch wie möglich zur Symptomlinderung beziehungsweise Heilung. Nicht so, wenn sich das Psychische zu den körperlichen Beschwerden hinzugesellt beziehungsweise wenn das Psychische die Ursache dieser Erkrankung ist. Hier fehlt dann die richtige Diagnose, und die zielführende Therapie wird damit vorenthalten.

Die Schublade

Wie lange auch über eine geeignete „Schublade" für diese bisher vernachlässigten Krankheitsbilder schon nachgedacht wird, beweist allein die Tatsache, dass es so eine Schublade bereits seit 1992 gibt. Die Zuordnung der somatoformen Erkrankungen wird also seit 20 Jahren (!) im europäischen Krankheitsverzeichnis des ICD-10 (Internationale statistische Klassifikation der Krankheiten und verwandter Gesundheitsprobleme, 10. Revision) aufgelistet.

Ein bemerkenswertes, allerdings meiner Meinung nach stark diskussionswürdiges Projekt verfolgt derzeit auch der IBM-Konzern. Er will laut Medienberichten einem Supercomputer beibringen, medizinische Diagnosen nur anhand der Beschreibung der Symptome und der Vorgeschichte des Patienten zu erstellen. Der Psychologieprofessor und Nobelpreisträger Daniel Kahneman steht diesem Projekt in einem Interview mit dem deutschen Nachrichtenmagazin „Der Spiegel" durchaus positiv gegenüber. Auf die Frage, ob das die Medizin der Zukunft sei, antwortete er: „Ich denke schon. Es ist ja keine Zauberei im Spiel." Der Optimismus Kahnemans ist für mich nur dann nachvollziehbar, wenn es um das Öffnen der Strukturen geht, die sich ausschließlich der Diagnostik der organischen Medizin bedienen. Was den Supercomputer betrifft: „Auch da beruht die Wahl einer bestimmten Behandlung auf klaren, nachvollziehbaren Algorithmen", sagt Kahneman wenig später in dem Gespräch. Wenn in diesen Algorithmen, wie in diesem Buch ja hinlänglich erklärt wird, die somatoformen Störungen eingerechnet sind, dann könnte so ein Supercomputer, sofern er sich diesem Krankheitsbild widmen würde, durchaus eine Besserung bewirken. Trotzdem gebe ich zu bedenken, dass ein ganzheitlich denkender Mediziner einem Computerprogramm stets überlegen sein wird.

Dieser Supercomputer würde sich wohl den Titel „Arzt ohne Seele" vorbehaltlos verdienen. Und wer möchte schon von einem Arzt ohne Seele behandelt werden? Denn bei den Patienten mit somatoformen Störungen ist nun einmal der Seelenhaushalt in Ordnung zu bringen. Sollte es dem Computerprogramm allerdings gelingen, die Weichen bereits bei der Erstdiagnose in die Richtung zu lenken, dass psychische Hilfe nötig sein könnte, dann wäre schon ein großer Schritt getan. Was umso beschämender für die Herrscher über unser Gesundheitssystem wäre: Dass ausgerechnet ein Computer, der nichts fühlt und nichts spürt, auf Patienten mit Seelenleiden aufmerksam macht – und nicht die Menschen, die in diesem System seit Jahrzehnten ihre Patienten „gefangen halten".

Ich habe Ihnen im folgenden Kapitel an dieser Stelle nun einmal zumindest eine Auswahl der wichtigsten Krankheitsbilder aus dem oben erwähnten Diagnoseverzeichnis des ICD zusammengestellt, die hinter dem Phänomen „Krank ohne Befund" stehen könnten.* All diese Diagnosen können also mit körperlichen Beschwerden und Schmerzen verbunden sein, ohne dass eine organische Erklärung oder ein objektivierbarer Nachweis gefunden werden kann.

Diagnostik

F32.- Depressive Episode

Bei den typischen leichten (F32.0), mittelgradigen (F32.1) oder schweren (F32.2 und F32.3) Episoden leidet der betroffene Patient unter einer gedrückten Stimmung und einer Verminderung von Antrieb und Aktivität. Die Fähigkeit zu Freude, das Interesse und die Konzentration sind vermindert. Ausgeprägte Müdigkeit kann nach jeder kleinsten Anstrengung auftreten. Der Schlaf ist meist gestört, der Appetit vermindert. Selbstwertgefühl und Selbstvertrauen sind fast immer beeinträchtigt. Sogar bei der leichten Form kommen Schuldgefühle oder Gedanken über eigene Wertlosigkeit vor. Die gedrückte Stimmung verändert sich von Tag zu Tag wenig, reagiert nicht auf Lebensumstände und kann von so genannten „somatischen" Symptomen begleitet werden, wie Interessenverlust oder Verlust der Freude, Früherwachen, Morgentief, deutliche psychomotorische Hemmung, Agitiert-

---

* Die nachfolgend aus dem Diagnoseverzeichnis zitierten Beschreibungen der Krankheitsbilder sind der leichteren Lesbarkeit halber stellenweise leicht gekürzt und im vollständigen Wortlaut abrufbar unter http://www.dimdi. de/dynamic/de/klassi/downloadcenter/icd-10-gm/version2013/ sowie http://www.dimdi.de/dynamic/de/klassi/downloadcenter/icd-10-gm/version2013/.

heit, Appetitverlust, Gewichtsverlust und Libidoverlust. Abhängig von Anzahl und Schwere der Symptome ist eine depressive Episode als leicht, mittelgradig oder schwer zu bezeichnen.

Neurotische, Belastungs- und somatoforme Störungen (F40-F48)

F40.- Phobische Störungen

Eine Gruppe von Störungen, bei der Angst ausschließlich oder überwiegend durch eindeutig definierte, eigentlich ungefährliche Situationen hervorgerufen wird. In der Folge werden diese Situationen typischerweise vermieden oder mit Furcht ertragen. Die Befürchtungen des Patienten können sich auf Einzelsymptome wie Herzklopfen oder Schwächegefühl beziehen, häufig gemeinsam mit sekundären Ängsten vor dem Sterben, Kontrollverlust oder dem Gefühl, wahnsinnig zu werden. Allein die Vorstellung, dass die phobische Situation eintreten könnte, erzeugt meist schon Erwartungsangst. Phobische Angst tritt häufig gleichzeitig mit Depression auf. Ob zwei Diagnosen, phobische Störung und depressive Episode, erforderlich sind, richtet sich nach dem zeitlichen Verlauf beider Zustandsbilder und nach therapeutischen Erwägungen zum Zeitpunkt der Konsultation.

F40.1 Soziale Phobien

Furcht vor prüfender Betrachtung durch andere Menschen, die zu Vermeidung sozialer Situationen führt. Umfassendere soziale Phobien sind in der Regel mit niedrigem Selbstwertgefühl und Furcht vor Kritik verbunden. Sie können sich in

Beschwerden wie Erröten, Händezittern, Übelkeit oder Drang zum Wasserlassen äußern. Dabei meint die betreffende Person manchmal, dass eine dieser sekundären Manifestationen der Angst das primäre Problem darstellt. Die Symptome können sich bis zu Panikattacken steigern.

F41.0 Panikstörung [episodisch paroxysmale Angst]

Das wesentliche Kennzeichen sind wiederkehrende schwere Angstattacken (Panik), die sich nicht auf eine spezifische Situation oder besondere Umstände beschränken und deshalb auch nicht vorhersehbar sind. Wie bei anderen Angsterkrankungen zählen zu den wesentlichen Symptomen plötzlich auftretendes Herzklopfen, Brustschmerz, Erstickungsgefühle, Schwindel und Entfremdungsgefühle (Depersonalisation oder Derealisation). Oft entsteht sekundär auch die Furcht zu sterben, vor Kontrollverlust oder die Angst, wahnsinnig zu werden. (…)

F41.1 Generalisierte Angststörung

Die Angst ist generalisiert und anhaltend. Sie ist nicht auf bestimmte Umgebungsbedingungen beschränkt, oder auch nur besonders betont in solchen Situationen, sie ist vielmehr „frei flottierend". Die wesentlichen Symptome sind variabel, Beschwerden wie ständige Nervosität, Zittern, Muskelspannung, Schwitzen, Benommenheit, Herzklopfen, Schwindelgefühle oder Oberbauchbeschwerden gehören zu diesem Bild. Häufig wird die Befürchtung geäußert, der Patient selbst oder ein Angehöriger könnten demnächst erkranken oder einen Unfall haben.

F43.0 Akute Belastungsreaktion

Eine vorübergehende Störung, die sich bei einem psychisch nicht manifest gestörten Menschen als Reaktion auf eine außergewöhnliche physische oder psychische Belastung entwickelt, und die im Allgemeinen innerhalb von Stunden oder Tagen abklingt. Die individuelle Vulnerabilität und die zur Verfügung stehenden Bewältigungsmechanismen (Coping-Strategien) spielen bei Auftreten und Schweregrad der akuten Belastungsreaktionen eine Rolle. Die Symptomatik zeigt typischerweise ein gemischtes und wechselndes Bild, beginnend mit einer Art von „Betäubung", mit einer gewissen Bewusstseinseinengung und eingeschränkten Aufmerksamkeit, einer Unfähigkeit, Reize zu verarbeiten und Desorientiertheit. Diesem Zustand kann ein weiteres Sichzurückziehen aus der Umweltsituation folgen (...) oder aber ein Unruhezustand und Überaktivität (wie Fluchtreaktion oder Fugue). Vegetative Zeichen panischer Angst wie Tachykardie, Schwitzen und Erröten treten zumeist auf. Die Symptome erscheinen im Allgemeinen innerhalb von Minuten nach dem belastenden Ereignis und gehen innerhalb von zwei oder drei Tagen, oft innerhalb von Stunden zurück. (...)

F43.1 Posttraumatische Belastungsstörung

Diese entsteht als eine verzögerte oder protrahierte Reaktion auf ein belastendes Ereignis oder eine Situation kürzerer oder längerer Dauer, mit außergewöhnlicher Bedrohung oder katastrophenartigem Ausmaß, die bei fast jedem eine tiefe Verzweiflung hervorrufen würde. Prädisponierende Faktoren wie bestimmte, z. B. zwanghafte oder asthenische Persönlichkeitszüge oder neurotische Krankheiten in der Vorgeschichte können die Schwelle für die Entwicklung dieses Syndroms senken und seinen Verlauf erschweren, aber die letztgenannten Faktoren sind weder notwendig noch ausreichend, um das Auftreten der Störung zu erklären. Typische Merkmale sind das wiederholte Erleben des Traumas in sich aufdrängenden Erinnerungen (Nachhallerinnerungen, Flashbacks), Träumen oder Alpträumen, die vor dem Hintergrund eines andauernden Gefühls von Betäubtsein und emotionaler Stumpfheit auftreten. Ferner finden sich Gleichgültigkeit gegenüber anderen Menschen, Teilnahmslosigkeit der Umgebung gegenüber, Freudlosigkeit sowie Vermeidung von Aktivitäten und Situationen, die Erinnerungen an das Trauma wachrufen könnten. Meist tritt ein Zustand von vegetativer Übererregtheit mit Vigilanzsteigerung, einer übermäßigen Schreckhaftigkeit und Schlafstörung auf. Angst und Depression sind häufig mit den genannten Symptomen und Merkmalen assoziiert und Suizidgedanken sind nicht selten. Der Beginn folgt dem Trauma mit einer Latenz, die wenige Wochen bis Monate dauern kann. Der Verlauf ist wechselhaft, in der Mehrzahl der Fälle kann jedoch eine Heilung erwartet werden. In wenigen Fällen nimmt die Störung über viele Jahre einen chronischen Verlauf und geht dann in eine andauernde Persönlichkeitsänderung (F62.0) über.

F43.2 Anpassungsstörungen

Hierbei handelt es sich um Zustände von subjektiver Bedrängnis und emotionaler Beeinträchtigung, die im Allgemeinen soziale Funktionen und Leistungen behindern und während des Anpassungsprozesses nach einer entscheidenden Lebensveränderung oder nach belastenden Lebensereignissen auftreten. Die Belastung kann das soziale Netz des Betroffenen beschädigt haben (wie bei einem Trauerfall oder Trennungserlebnissen) oder das weitere Umfeld sozialer Unterstützung oder soziale Werte (wie bei Emigration oder nach Flucht). Sie kann auch in einem größeren Entwicklungsschritt oder einer Krise bestehen (wie Schulbesuch, Elternschaft, Misserfolg, Erreichen eines ersehnten Zieles und Ruhestand). Die individuelle Prädisposition oder Vulnerabilität spielt bei dem möglichen Auftreten und bei der Form der Anpassungs-störung eine bedeutsame Rolle; es ist aber dennoch davon auszugehen, dass das Krankheitsbild ohne die Belastung nicht entstanden wäre. Die Anzeichen sind unterschiedlich und umfassen depressive Stimmung, Angst oder Sorge (oder eine Mischung von diesen). Außerdem kann ein Gefühl bestehen, mit den alltäglichen Gegebenheiten nicht zurechtzukommen, diese nicht vorausplanen oder fortsetzen zu können. Störun-gen des Sozialverhaltens können insbesondere bei Jugend-lichen ein zusätzliches Symptom sein.

F44.- Dissoziative Störungen [Konversionsstörungen]

Das allgemeine Kennzeichen der dissoziativen oder Konver-sionsstörungen besteht in teilweisem oder völligem Verlust der normalen Integration der Erinnerung an die Vergangen-heit, des Identitätsbewusstseins, der Wahrnehmung unmit-telbarer Empfindungen sowie der Kontrolle von Körperbe-wegungen. Alle dissoziativen Störungen neigen nach einigen Wochen oder Monaten zur Remission, besonders wenn der Beginn mit einem traumatisierenden Lebensereignis verbun-den ist. Eher chronische Störungen, besonders Lähmungen und Gefühlsstörungen, entwickeln sich, wenn der Beginn mit unlösbaren Problemen oder interpersonalen Schwierigkeiten verbunden ist. Diese Störungen wurden früher als verschiede-ne Formen der „Konversionsneurose oder Hysterie" klassifi-ziert. Sie werden als ursächlich psychogen angesehen, in enger zeitlicher Verbindung mit traumatisierenden Ereignissen, unlösbaren oder unerträglichen Konflikten oder gestörten Beziehungen. Die Symptome verkörpern häufig das Konzept der betroffenen Person, wie sich eine körperliche Krankheit manifestieren müsste. Körperliche Untersuchung und Befragungen geben keinen Hinweis auf eine bekannte somatische oder neurologische Krankheit. Zusätzlich ist der Funktionsverlust offensichtlich Ausdruck emotionaler Konflikte oder Bedürfnisse. Die Symptome können sich in enger Beziehung zu psychischer Belastung entwickeln und erscheinen oft plötzlich. Nur Störungen der körperlichen Funktionen, die normalerweise unter willentlicher Kontrolle stehen, und Verlust der sinnlichen Wahrnehmung sind hier eingeschlossen. Störungen mit Schmerz und anderen komplexen körperlichen Empfindungen, die durch das vegetative Nervensystem vermittelt werden, sind unter Somatisierungsstörungen (F45.0) zu klassifizieren. Die Möglichkeit eines späteren Auftretens ernsthafter körperlicher oder psychiatrischer Störungen muss immer mitbedacht werden.

F44.6 Dissoziative Sensibilitäts- und Empfindungsstörungen

Die Grenzen anästhetischer Hautareale entsprechen oft eher den Vorstellungen des Patienten über Körperfunktionen als medizinischen Tatsachen. Es kann auch unterschiedliche Ausfälle der sensorischen Modalitäten geben, die nicht Folge einer neurologischen Läsion sein können. Sensorische Ausfälle können von Klagen über Parästhesien begleitet sein. Vollständige Seh- oder Hörverluste bei dissoziativen Störungen sind selten.

F45.- Somatoforme Störungen

Das Charakteristikum ist die wiederholte Darbietung körperlicher Symptome in Verbindung mit hartnäckigen Forderungen nach medizinischen Untersuchungen trotz wiederholter negativer Ergebnisse und Versicherung der Ärzte, dass die Symptome nicht körperlich begründbar sind. Wenn somatische Störungen vorhanden sind, erklären sie nicht die Art und das Ausmaß der Symptome, das Leiden und die innerliche Beteiligung des Patienten.
Für die Anwendung der Schlüsselnummer F45.41 sind die vorgenannten Kriterien nicht heranzuziehen. Für die Anwendung dieser Kategorie gelten die im Hinweistext der Schlüsselnummer aufgeführten Kriterien.

F45.0 Somatisierungsstörung

Charakteristisch sind multiple, wiederholt auftretende und häufig wechselnde körperliche Symptome, die wenigstens zwei Jahre bestehen. Die meisten Patienten haben eine lange und komplizierte Patienten-Karriere hinter sich, sowohl in der Primärversorgung als auch in spezialisierten medizinischen Einrichtungen, wo viele negative Untersuchungen und ergebnislose explorative Operationen durchgeführt sein können. Die Symptome können sich auf jeden Körperteil oder jedes System des Körpers beziehen. Der Verlauf der Störung ist chronisch und fluktuierend und häufig mit einer langdauernden Störung des sozialen, interpersonalen und familiären Verhaltens verbunden. Eine kurzdauernde (weniger als zwei Jahre) und weniger auffallende Symptomatik wird besser unter F45.1 klassifiziert (undifferenzierte Somatisierungsstörung).

F45.1 Undifferenzierte Somatisierungsstörung

Wenn die körperlichen Beschwerden zahlreich, unterschiedlich und hartnäckig sind, aber das vollständige und typische klinische Bild einer Somatisierungsstörung nicht erfüllt ist, ist die Diagnose undifferenzierte Somatisierungsstörung zu erwägen.

F45.2 Hypochondrische Störung

Vorherrschendes Kennzeichen ist eine beharrliche Beschäftigung mit der Möglichkeit, an einer oder mehreren schweren und fortschreitenden körperlichen Krankheiten zu leiden. Die Patienten manifestieren anhaltende körperliche Beschwerden oder anhaltende Beschäftigung mit ihren körperlichen Phänomenen. Normale oder allgemeine Körperwahrnehmungen und Symptome werden von dem betreffenden Patienten oft als abnorm und belastend interpretiert und die Aufmerksamkeit meist auf nur ein oder zwei Organe oder Organsysteme des Körpers fokussiert. Depression und Angst finden sich häufig und können dann zusätzliche Diagnosen rechtfertigen.

F45.3- Somatoforme autonome Funktionsstörung

Die Symptome werden vom Patienten so geschildert, als beruhten sie auf der körperlichen Krankheit eines Systems oder eines Organs, das weitgehend oder vollständig vegetativ innerviert und kontrolliert wird, so etwa des kardiovaskulären, des gastrointestinalen, des respiratorischen oder des urogenitalen Systems. Es finden sich meist zwei Symptomgruppen, die beide nicht auf eine körperliche Krankheit des betreffenden Organs oder Systems hinweisen. Die erste Gruppe umfasst Beschwerden, die auf objektivierbaren Symptomen der vegetativen Stimulation beruhen wie etwa Herzklopfen, Schwitzen, Erröten, Zittern. Sie sind Ausdruck der Furcht vor und Beeinträchtigung durch eine(r) somatische(n) Störung. Die zweite Gruppe beinhaltet subjektive Beschwerden unspezifischer und wechselnder Natur, wie flüchtige Schmerzen, Brennen, Schwere, Enge und Gefühle, aufgebläht oder auseinander gezogen zu werden, die vom Patienten einem spezifischen Organ oder System zugeordnet werden.

F45.40 Anhaltende somatoforme Schmerzstörung

Die vorherrschende Beschwerde ist ein andauernder, schwerer und quälender Schmerz, der durch einen physiologischen Prozess oder eine körperliche Störung nicht hinreichend erklärt werden kann. Er tritt in Verbindung mit emotionalen Konflikten oder psychosozialen Belastungen auf, denen die Hauptrolle für Beginn, Schweregrad, Exazerbation oder Aufrechterhaltung der Schmerzen zukommt. Die Folge ist meist eine beträchtlich gesteigerte persönliche oder medizinische Hilfe und Unterstützung.

F45.41 Chronische Schmerzstörung mit somatischen und psychischen Faktoren

Im Vordergrund des klinischen Bildes stehen seit mindestens 6 Monaten bestehende Schmerzen in einer oder mehreren anatomischen Regionen, die ihren Ausgangspunkt in einem physiologischen Prozess oder einer körperlichen Störung haben. Psychischen Faktoren wird eine wichtige Rolle für Schweregrad, Exazerbation oder Aufrechterhaltung der Schmerzen beigemessen, jedoch nicht die ursächliche Rolle für deren Beginn. Der Schmerz verursacht in klinisch bedeutsamer Weise Leiden und Beeinträchtigungen in sozialen, beruflichen oder anderen wichtigen Funktionsbereichen. Der Schmerz wird nicht absichtlich erzeugt oder vorgetäuscht (wie bei der vorgetäuschten Störung oder Simulation). (...)

F48.0 Neurasthenie

Im Erscheinungsbild zeigen sich beträchtliche kulturelle Unterschiede. Zwei Hauptformen überschneiden sich beträchtlich. Bei einer Form ist das Hauptcharakteristikum die Klage über vermehrte Müdigkeit nach geistigen Anstrengungen, häufig verbunden mit abnehmender Arbeitsleistung oder Effektivität bei der Bewältigung täglicher Aufgaben. Die geistige Ermüdbarkeit wird typischerweise als unangenehmes Eindringen ablenkender Assoziationen oder Erinnerungen beschrieben, als Konzentrationsschwäche und allgemein ineffektives Denken. Bei der anderen Form liegt das Schwergewicht auf Gefühlen körperlicher Schwäche und Erschöpfung nach nur geringer Anstrengung, begleitet von muskulären und anderen Schmerzen und der Unfähigkeit, sich zu entspannen. Bei beiden Formen finden sich eine ganze Reihe von anderen unangenehmen körperlichen Empfindungen wie Schwindelgefühl, Spannungskopfschmerz und allgemeine Unsicherheit. Sorge über abnehmendes geistiges und körperliches Wohlbefinden, Reizbarkeit, Freudlosigkeit, Depression und Angst sind häufig. Der Schlaf ist oft in der ersten und mittleren Phase gestört, es kann aber auch Hypersomnie im Vordergrund stehen.

Sie sehen, dass hinter dem Phänomen „Krank ohne Befund" eine Reihe möglicher Auslöser stecken kann, die im Rahmen eines interessierten, spannenden und vertrauensvollen psychosomatischen Gesprächs erkannt werden wollen. Auf dieser Basis sollte eine der aufgelisteten psychischen Diagnosen gestellt werden, ohne dass Sie sich als Betroffener als verrückt einstufen oder fühlen sollten. Wie erwähnt, sind psychische Diagnosen die Hauptdiagnosen in der ärztlichen Allgemeinpraxis. Diese Tatsache muss nur erst einmal in das allgemeine Bewusstsein gelangen. Dann wird es vielleicht auch möglich sein, von der Abwertung und der Stigmatisierung psychischer Diagnosen wegzukommen.

Gegen die Esoterik – aber der Seele in der Wissenschaft mehr Platz einräumen

Viele Patienten, die unter körperlichen Symptomen und Funktionsstörungen leiden, ohne dass dafür ein organischer Grund gefunden werden kann, wenden sich enttäuscht von der Medizin ab und suchen in der Esoterik ihr Glück. Dort kann die Lösung des Problems jedoch sicher nicht gefunden werden. Der Wiener Astrophysiker Heinz Oberhummer stellt in seinem Buch „Kann das alles Zufall sein?" klar: „Wissenschaft beruht auf intensiver Forschung, auf Messung und Beobachtung. Esoterik stellt Behauptungen auf, die sich bei näherer Betrachtung als falsch herausstellen."

Beim Lesen dieses Buches sollte Ihnen klar werden, dass der Bereich „Krank ohne Befund" in der Medizin wissenschaftlich sehr genau erfasst und beforscht wurde. Wir können die Phänomene benennen, eine Diagnose erstellen und einen sinnvollen Behandlungsplan anbieten. Das Problem ist nur, dass das Wissen über die Fakten sich viel zu wenig in den Köpfen der Ärzte, aber auch der Betroffenen Platz verschafft hat. Das Ziel kann also nur sein, das bestehende Wissen zu entdecken und in das tägliche Denken und Handeln einzubeziehen. Dies ist ein sehr klar nachvollziehbarer Prozess, der auf Messung und Beobachtung beruht, der Sicherheit vermittelt, wenn man ihn entsprechend anwendet.

Auch die medikamentöse Behandlung unterliegt strengen wissenschaftlichen Kriterien. Bis ein Medikament zur Anwendung kommt, ist ein sehr aufwändiges und langwieriges Test- und Zulassungsverfahren zu bestehen. Ob das Medikament bei einer bestimmten Erkrankung wirksam ist, wird in sogenannten Blindstudien erhoben. Der Patient weiß in diesen Studien nicht, ob er das Medikament erhält oder aber ein Placebo, also eine unwirksame Substanz. So wird wissenschaftlich exakt herausgefunden, wie groß die Chance ist, dass ein Medikament bei einer bestimmten Erkrankung auch zur Linderung beziehungsweise Heilung führt.

Im Bereich der psychotherapeutischen Verfahren ist die wissenschaftliche Überprüfung genauso selbstverständlich. Jede Psychotherapiemethode muss ihre Therapiestärke und ihre Erfolgsmöglichkeiten in möglichst vielen Studien mit Vergleichsgruppen unter Beweis stellen.

Den Durchbruch in der Bewertung von Psychotherapie schaffte Mary Lee Smith mit ihren Mitarbeitern bereits 1977 mit der Metaanalyse von 475 Psychotherapiestudien von etwa 75.000 Patienten mit psychischen Diagnosen, die eine Psychotherapie von durchschnittlich 55 Stunden notwendig machte. Die Arbeiten zeigen, dass Psychotherapie im Vergleich zu routinemäßig eingesetzten medizinischen Behandlungsmaßnahmen nicht nur wirksamer, sondern auch kostengünstiger ist. Die zu erzielenden medizinischen und volkswirtschaftlichen Einsparungen übersteigen die Kosten für einen vermehrten Einsatz von Psychotherapie bei Weitem. Zu ähnlichen Ergebnissen kommen Claudia Baltensperger und Klaus Grawe (1999) in einer Sekundäranalyse von 124 Kosten-Nutzen-Studien. In 22 Arbeiten wurde die Auswirkung der Psychotherapie auf die Arbeitsunfähigkeitszeiten erhoben. Sie ergaben eine signifikante Abnahme der AU-Zeiten. Der Rückgang der Krankenhaus-Behandlungszeiten betrug durchschnittlich 5,6 Tage = 54 Prozent im ersten Jahr nach Therapiebeginn gegenüber der Zeit vor Beginn der Psychotherapie.

Diese Erkenntnisse hat der Psychotherapeut Prof. Jürgen Margraf von der Universität Basel in jüngster Zeit in seinem Buch „Kosten und Nutzen der Psychotherapie" eindrucksvoll bestätigt. Er wertete alle Studien der letzten zehn Jahre zu Kosten und Nutzen ambulanter Psychotherapie aus. Insgesamt konnten 54 Publikationen mit über 13.000 Patienten aus den wichtigsten Indikationsfeldern identifiziert werden. Dabei wurde in 95 Prozent der Studien eine deutliche Kostenreduktion durch Psychotherapie festgestellt. In 76 Prozent der ausgewerteten Studien wurde gezeigt, dass die Psychotherapie medikamentösen Strategien überlegen war oder deutlichen Zusatznutzen brachte. Allerdings können nicht alle psychotherapeutischen Verfahren gleichgesetzt werden. Die genannten positiven Ergebnisse betrafen besonders kognitiv-behaviorale Therapien, in geringerem Umfang aber auch andere störungsspezifische Kurzinterventionen und psychodynamische Kurztherapien.

Nutzen wir die Erfahrungen dieser Menschen, die der Seele mehr Platz einräumen, um sie in die Heilung von Patienten einfließen zu lassen. Denn nur das zählt – zu guter Letzt – für jeden, der gesundheitliche Probleme hat. Machen wir das Beste aus allen Erfahrungen, die Menschen gesammelt haben – und vor allem schlussendlich von ihrer Krankheit geheilt wurden. Räumen wir der Macht der Seele endlich mehr Raum ein – in der Schulmedizin.

Begeben wir uns nun also bei unserer Wahrheitssuche weiter in den zweiten Teil dieses Buches.

Zweiter Teil

Wie kommt die Seele in den Körper?

Wie entstehen diese Erkrankungen?

Die Diagnose „Krank ohne Befund" klingt in den Ohren eines Laien so, als ob hier eigentlich gar nichts vorläge. Ein grober Trugschluss: In Wahrheit steckt hinter dieser Diagnose eine komplexe Hintergrunddynamik. Es ist ein ganzes Bündel an Faktoren, das die Entwicklung der Krankheitsbilder beeinflusst. Eine entscheidende Rolle spielen hierbei genetische, biologische, psychische und soziale Faktoren. Thure von Uexküll, Pionier der Psychosomatik, sprach in diesem Zusammenhang vom „bio-psycho-sozialen" Ansatz.

Abgesehen von den zweifellos bestehenden genetischen Faktoren gilt es dabei konkret noch folgende Aspekte ins Kalkül zu ziehen:

1. die neurobiologischen psychiatrischen Ursachen
2. körperliche Funktionsstörungen aufgrund traumatischer Erlebnisse in der Vergangenheit
3. den Bereich der Psychodynamik

1. Die neurobiologischen psychiatrischen Ursachen

Zuerst möchte ich Ihnen dieses Phänomen durch die Beleuchtung der Funktion der Nervenbotenstoffe (= Neurotransmitter) im menschlichen Körper näherbringen.

Krank ohne Befund und das Serotoninmangel-Syndrom (Noradrenalin-, Dopaminmangel)

Zu den wichtigsten Nervenbotenstoffen des menschlichen Organismus zählen Serotonin, Noradrenalin oder Dopamin. Diese Überträgerstoffe bewirken, dass die Impulse von einer Nervenzelle auf die andere übertragen werden. Sie sichern damit das Funktionieren des Nervensystems und aller Organe, die durch dieses System Impulse und Befehle erhalten – was wiederum Ihre Aktivitäten steuert. Serotonin ist der bekannteste Neurotransmitter. Er wird umgangssprachlich auch als Glückshormon bezeichnet. Serotonin ist aber auch ein nervlicher Botenstoff, der aus der Aminosäure Tryptophan, das in der Nahrung enthalten ist, in der Darmwand und im zentralen Nervensystem gebildet wird. Das ist eine Information, die Sie jetzt vermutlich nicht um Ihren Schlaf bringen wird. Aber dieser Botenstoff ist verantwortlich für Stimmung, Antrieb, geregelten Schlaf, Aufmerksamkeit etc. Er übernimmt also eine wichtige Aufgabe in Ihrem Körper. Er wird zur Verarbeitung von Belastungen, etwa von übermäßigem Stress, aber auch zur Bewältigung neuer Aufgaben oder traumatischer Erlebnisse, wie dem Verlust von Angehörigen, benötigt. Aus jahrelanger Erfahrung in unserer täglichen Praxis wissen wir, dass viele Menschen, die im Spital behandelt werden, Anzeichen eines Serotoninmangel-Syndroms zeigen. Körperliche Krankheit, aufwändige und anstrengende Untersuchungen, Angst und bevorstehende Operationen können Auslöser dieses Syndroms sein. Oder ganz einfach gesagt: Serotoninmangel entsteht bei übermäßigen Belastungen, weil dadurch der Verbrauch von Serotonin extrem ansteigt.

Dies ist allerdings nur eine von mehreren möglichen Erklärungen. Ich habe viele Menschen behandeln dürfen, die mir versicherten (und auch die Angehörigen bestätigten das), dass keine besonderen Belastungen zu verzeichnen waren – und trotzdem sind Symptome eines Serotoninmangels entstanden. Möglicherweise besteht hier eine Störung bei der Aufnahme von Tryptophan aus der Nahrung, es kann aber auch eine virale Ursache oder eine Störung der Verstoffwechselung der Substanz im Zentralnervensystem zugrunde liegen.

Die Diagnose „Krank ohne Befund" und das Serotonin-/ Noradrenalinmangel-Syndrom stehen also schon einmal in ursächlichem Zusammenhang. Ein Mangel an Serotonin kann Schmerzzustände unterschiedlichster Art auslösen. Meist sind es wechselnde Schmerzen in den Gelenken, in den Muskeln, Kreuzschmerzen oder Nackenbeschwerden, Kopfschmerzen oder Beschwerden an den Zähnen – der kleinste gemeinsame Nenner all dieser Beschwerden ist, dass aus Sicht der organischen Medizin kein krankhafter Befund erhoben werden kann.

Diese Symptome lassen sich im besten Fall meist sehr einfach mit einem Medikament, einem sogenannten Serotonin-Wiederaufnahmehemmer, behandeln. Manchmal ist es notwendig, als Erweiterung des Wirkbereiches Serotonin- und Noradrenalin-Wiederaufnahmehemmer einzusetzen oder moderne Schmerzmittel, die auf der Basis von Antiepileptika oft fast schon wunderbare Erfolge zeigen. Aber auch die Wirkung des altbekannten Deanxit – das ist ein Mischpräparat aus einem Antidepressivum und einem Neuroleptikum – kann häufig sehr hilfreich für den Patienten sein, sollten andere Medikamente versagen.

An dieser Stelle scheint es durchaus geboten zu sein, mit einem alten Vorurteil aufzuräumen und diese Medikamente zu entmystifizieren. Im Grunde kann jeder Mensch ein Serotoninmangel-Syndrom erleiden. In einer Zeit, in der die Reizüberflutung so bedrohlich scheint wie nie zuvor, ist niemand mehr gegen übermäßigen Stress gefeit, auch nicht gegenüber körperlichen Anstrengungen, Erkrankungen, Operationen oder Virusinfekten. All das kann Sie jederzeit treffen. Wie empfindlich und gefährdet wir Menschen in dieser Hinsicht derzeit womöglich sind, bringt ein einfacher Vergleich wohl recht drastisch zum Ausdruck. Es hat etwa 10.000 Jahre gedauert, bis sich der Mensch an Milch als Nahrung gewöhnt hat. Die Kommunikationsgeschwindigkeit, mit der unser Gehirn und in der Folge unser Seelenhaushalt allein in den vergangenen Jahren konfrontiert wurde, muss für unsere Botenstoffe eine enorme Anforderung darstellen. Natürlich gehört die Ursachenanalyse immer zum therapeutischen Prozess dazu. Die Auslöser sollen erfasst und es soll therapeutisch gegengesteuert werden. Immer wieder werden belastende Situationen auftauchen, bei denen eine psychotherapeutische Hilfestellung im Sinne der Stressbewältigung angeboten werden soll.

Oft ist es jedoch nicht möglich, Auslöser zu erkennen, es wirkt so, als kämen die Symptome aus heiterem Himmel. Aber auch wenn keine Auslöser zu finden sind, müssen diese Erkrankungen behandelt werden. Wir sollten keinen Unterschied machen zwischen Erkrankungen, die die Psyche und das Nervensystem betreffen, und organischen Erkrankungen. Wenn eine Frau an einer Schilddrüsenunterfunktion leidet, wird man dies zur Kenntnis nehmen und das Defizit medikamentös mit einem Schilddrüsenhormon ausgleichen. Ähnlich ist es bei einem Insulinmangel, der eine Zuckerkrankheit bewirkt. Auch Herr S. litt unter den Symptomen eines Serotoninmangel-Syndroms und selbst bei genauer tiefenpsychologischer Analyse konnten keine Ursachen für seine Beschwerden gefunden werden. Durch die Behandlung mit einem antriebssteigernden Antidepressivum (Serotonin-Wiederaufnahmehemmer) und einem beruhigenden schlaffördernden Antidepressivum war Herr S. innerhalb kürzester Zeit beschwerdefrei und wunderte sich zu Recht, warum er monatelang leiden und im Krankenstand sein musste, die Familie mit seinen Sorgen und Beschwerden belastete, niemand die Diagnose stellte und damit keine Behandlung erfolgte.

In den Ohren wohl der meisten Menschen klingt es vermutlich wenig bedrohlich, wenn sie von einem Mangelzustand an Serotonin, aber auch Noradrenalin oder Dopamin hören. Welche Auswirkungen diese Mangelzustände körpereigener Botenstoffe aber tatsächlich haben, zeigen Ihnen die daraus resultierenden Symptome.

1. Müdigkeit und Antriebslosigkeit: Alle Aktivitäten werden zur Qual. Dinge, die früher selbstverständlich waren, türmen sich als unüberwindbare Hürden vor dem geistigen Auge auf. Alles ist zäh und träge. Einfachste Aufgaben können nicht mehr bewältigt werden. Eine geregelte Arbeit ist nicht möglich. Selbst kleine Aufgaben, wie die Blumen zu gießen oder die Post zu holen, werden zur Belastung. Sogar das Aufstehen vom Bett stellt schon eine Herausforderung dar. Leistungssportler berichten, dass sie nur noch zehn Prozent ihrer bis dahin erzielten Leistung erbringen und sind angesichts dessen schier verzweifelt. Im Vordergrund steht jedoch oft nicht die psychische Veränderung, im Sinne einer Depression oder von Angststörungen, sondern eben die Antriebslosigkeit, die Müdigkeit und Abgeschlagenheit.

2. Schlafstörungen sind das nächste wichtige Symptom für das Serotoninmangel-Syndrom. Serotonin bewirkt nämlich nicht nur, dass man sich frisch und lebendig fühlt, das Leben bunt, interessant und als Herausforderung sieht, sondern auch, dass man beim Einschlafen abschalten und entspannen kann. Oft klagen die Betroffenen über Einschlafstörungen. Ihre Gedanken kommen einfach nicht zur Ruhe. Der Körper erst recht nicht. Und wenn es dann endlich gelingt, sich selbst so weit zu beruhigen, dass ein Einschlafen doch noch möglich wird, wachen die Betroffenen oft schon zwischen zwei und vier Uhr in der Früh wieder auf – und verfallen sofort wieder in den Zustand des Grübelns. Ihre Gedanken drehen sich aufs Neue im Kreis. Was zur Folge hat, dass auch der Kreislauf dieser Fehlentwicklung geschlossen wird. Lapidar ausgedrückt, könnte man sagen: Von diesem Zeitpunkt an geht es spiralförmig nur noch bergab. Die beunruhigenden Inhalte dieses negativen Denkens bewirken wiederum körperliche Unruhe. Zu dieser gesellt sich die Sorge, dass sich die Schlafstörungen negativ auf die Gesundheit auswirken könnten. Diese Sorge wiederum ist verbunden mit der Angst vor der Erschöpfung und der Angst vor den Belastungen, die der nächste Tag womöglich mit sich bringen wird.

3. Schmerzen: Es kann sich um konstante Schmerzempfindungen wie Nacken- oder Kreuzschmerzen handeln, aber auch um „wandernde" Schmerzen. Einmal tut die rechte Schulter weh, dann das linke Knie, später ist der Magen dran, dieser wechselt sich ab mit Rückenschmerzen und schließlich steigt das Schmerzempfinden in den Nacken und strahlt in den Kopf aus. Frauen können über Unterbauchschmerzen klagen, Männer über Missempfindungen im Bereich der Prostata. Der Serotoninmangel kann jedoch nicht nur Schmerzzustände des Herzens bewirken, wie wir am Beispiel des Herrn S. gesehen haben, sondern auch andere Symptome auslösen, etwa Druck auf der Brust, Atemnot oder weitere Funktionsstörungen unterschiedlichster Organe und Organsysteme.

4. Verlust der sexuellen Lust: Sex bereitet plötzlich keine Freude mehr. Oder: Das Bedürfnis nach Sex geht still und heimlich verloren. Da das innerliche Gefühl grau geworden ist, passt Sex einfach nicht mehr in den Alltag der Betroffenen.

5. Konzentrations- und Merkfähigkeitsstörungen: Dieses Symptom ist für die Betroffenen mindestens so irritierend wie die bisher beschriebenen Beschwerden. Im Zustand des Serotoninmangel-Syndroms kann man sich nicht mehr konzentrieren, die Gedanken verselbstständigen sich als Ausdruck des unbewussten Grübelns. Das führt dazu, dass man etwa einen Absatz in der Zeitung liest und merkt, dass man nicht in der Lage ist, den Inhalt des eben Gelesenen zu erfassen – selbst wenn man imstande ist, die ersten Zeilen zu verstehen. Aber dann kommt das verstörende Gefühl dazu, dass man nach 20 Zeilen nicht mehr weiß, was man zuvor gelesen hat. Dieser Zustand stellt natürlich für den Selbstwert eine äußerst starke Belastung dar und führt oft zu der Annahme, dass man an einer schweren demenziellen Erkrankung leidet. Insofern ist es mir ein großes Anliegen, einer möglichst breiten Öffentlichkeit diese Symptomatik vertraut zu machen, da ein Serotoninmangel-Syndrom rein gar nichts mit einer demenziellen Erkrankung zu tun hat, sondern der Neurotransmittermangel diese vorübergehende Konzentrations- und Merkfähigkeitsschwäche bewirkt. All diese Symptome sind durch moderne Antidepressiva, die den Serotonin-, Noradrenalin- oder Dopaminhaushalt positiv beeinflussen, gut zu behandeln. Sie sehen aber, dass wir bereits jetzt bei den therapeutischen Möglichkeiten von Antidepressiva sprechen, obwohl bisher noch keine Symptome wie Depression oder Angststörungen vorgekommen sind. Das heißt, dass das Serotoninmangel-Syndrom eine Reihe von Beschwerden bewirken kann, die nicht unmittelbar mit Depressionen verknüpft sind. Trotzdem lassen sich die beschriebenen Beschwerden medikamentös gut behandeln. Und diese Medikamente werden auf dem Markt eben als Antidepressiva geführt.

6. **Depression:** Natürlich kann ein Neurotransmittermangel auch zu Depressionen führen. Das muss aber – wie bereits beschrieben wurde – nicht sein. Depressionen sind durch eine gedrückte Stimmung gekennzeichnet, bis hin zu Verzweiflungszuständen. Sie trüben und schwärzen Gedanken, geben ein Gefühl der Hoffnungslosigkeit. Alles erscheint grau, die Betroffenen haben den Eindruck, ihr Leben nicht mehr bewältigen zu können, Sinn- und Hoffnungslosigkeit machen sich in diesen Menschen breit. Und dennoch steigt der Drang zum Grübeln stets weiter – obwohl das Gehirn weiß, dass diese Negativspiralen zu keinem Ziel führen, kann man sich dagegen nicht mehr zur Wehr setzen. Die schwarzen Gedanken führen sozusagen ein Eigenleben. Sie verselbstständigen sich. Zu beachten ist dabei, dass das Serotoninmangel-Syndrom bei Männern sich manchmal in anderen Symptomen äußert als bei Frauen. Männer sind in diesem Fall häufiger gereizter, nervöser, unwilliger, aber auch aggressiver. Oft sind damit auch vegetative Erscheinungen verknüpft: etwa Mundtrockenheit, Verstopfung, Schwitzen, Sehstörungen und ähnliche Unpässlichkeiten. Das Selbstwertgefühl wird dabei herabgesetzt. Es ist der betreffenden Person oft nicht mehr möglich, die eigene

Position richtig einzuschätzen. Sie fühlt sich wertlos und nicht mehr in der Lage, daran zu glauben, dass andere Menschen Zuneigung, Wärme oder Liebe empfinden können.

7. **Zwanghaftigkeit:** Serotoninmangel kann auch zu einer Hemmung im Alltag führen, die sich nicht selten in Zwanghaftigkeit niederschlägt. Man fühlt sich als Betroffener genötigt, alles besonders genau zu machen, immer wieder zu kontrollieren, fühlt sich in seinen eigenen Kontrollmechanismen oder Zwangshandlungen oder zwanghaften Gedanken gefangen.

8. **Angststörungen:** Serotoninmangel kann das Gefühl von Angst entstehen lassen – und zwar in den unterschiedlichsten Ausprägungen mit den unterschiedlichsten Themen: etwa Angst vor schwerer Krankheit, Angst vor den Menschen, Angst vor der nächsten Unterrichtsstunde (etwa bei Lehrern), Angst vor einer Prüfung, Angst vor dem Urlaub (vor dem Neuen) bis hin zur Angst vor dem Leben. Man will nicht aus dem Haus gehen, fürchtet sich vor der Begegnung mit Menschen, hat in vielerlei Hinsicht Angst vor dem Scheitern. Dadurch, dass Denken und Fühlen nicht mehr richtig funktionieren, geniert man sich auch für diesen Zustand. Man möchte keinesfalls, dass jemand anderer diese Ängste mitbekommt. Viele Dinge, die früher ohne Probleme leicht zu bewältigen waren, bereiten plötzlich Angst. Auf einmal hat man Angst vor Tieren, Angst vor der Geschwindigkeit, Angst vor der Höhe, Angst vor unbestimmten Gefahren und Bedrohungen, die sich dann zum Beispiel als Angst vor Einbrechern konkretisieren kann. Manche trauen sich plötzlich auch nicht mehr zu, mit dem Auto zu fahren.

Diese Angstzustände können mit einer Fülle von körperlichen Symptomen verbunden sein. Überlegen Sie sich gut, wann Sie selbst zuletzt Angst gehabt haben – und vor allem, wie ihr Körper darauf reagiert hat. Das Herz schlägt schneller, es treten Schweißausbrüche auf, man bekommt einen roten Kopf, da der Blutdruck steigt – was vielleicht der Rest eines Urreflexes ist, mit dem man den Gegner einschüchtern möchte. Bei Angst können auch

Schwindelzustände oder Schwächegefühle in den Beinen auftreten. Gut zu beobachten sind diese Phänomene auch in der Nacht, als Folge eines Albtraumes. Es gibt Menschen, die im Traum plötzlich um sich schlagen, was beweist, dass die Angst natürlich auch die Muskulatur steuert. Man wacht schweißgebadet auf, spürt das Herz rasen und ringt dann unter Umständen nach Luft. Die Muskulatur ist insofern beteiligt, da durch die Angst Urreflexe wie Kampf, Schutz oder Fluchtreflexe ausgelöst werden. Im Traum werden diese zum Teil in Aktivität umgesetzt, im Wachzustand werden diese Impulse jedoch unterdrückt und es kommt nur zu muskulären Verspannungen, die wiederum zu Schmerzen führen können. Ein Problem im Erkennen und Zuordnen dieser Symptome liegt darin, dass Angstzustände vom psychischen Apparat unterdrückt und durch psychische Abwehrmechanismen wie Verdrängen, Verleugnen und Abspalten in den Bereich des Unbewussten verschoben werden und sich damit der bewussten Beurteilung entziehen. Besonders deutlich wird dieses Phänomen im Anschluss an traumatisierende Erlebnisse. An die erinnern Sie sich vielleicht nicht mehr. Dennoch können diese unbewusst aktualisiert werden: mit dem Auftreten der ganzen Palette an vegetativen Symptomen mit funktionellen Störungen von Organfunktionen. Jenem Bereich ist ein eigenes Kapital gewidmet. Diese Störungen treten massiv in Zusammenhang mit Panikattacken auf. Hier ist die Diagnose anhand der Symptomatik jedoch leichter zu stellen.

Angststörungen als eigenes Krankheitsbild

Angst gehört zu den Urgefühlen des Menschen. Die Angst sichert das Überleben. Angst bedeutet, dass man sich Gefahren bewusst ist, mit der nötigen Vorsicht durchs Leben geht. So sollte Angst helfen, gefährliche Situationen wie etwa im Straßenverkehr oder bei Skitouren im Voraus abschätzen zu können. Angst ist somit ein lebensnotwendiges Begleitgefühl, das sich harmonisch in andere Urgefühle wie Glück, Mut oder Freiheit einordnen soll.

Die Angst kann jedoch so groß werden, dass ein eigenes Krankheitsbild daraus entsteht. Angststörungen als eigene psychiatrische Erkrankungsgruppe gehören zu den am weitesten verbreiteten Erkrankungen. Etwa zehn Prozent der Europäer erkranken pro Jahr. Frauen erkranken ungefähr doppelt so häufig wie Männer. Irreale Ängste entstehen aus einem Missverhältnis zwischen angstmachenden Faktoren, die aufgelistet werden müssen, und angstlindernden, schützenden, beruhigenden Faktoren, die ebenfalls erhellt werden können. So entsteht auch in diesem Bereich eine Waage, nach der wir die salutogenetischen Anteile von Aron Antonovsky genau betrachten können. Einerseits ist es wieder notwendig zu sehen, woher die Angst kommt, andererseits ist es mindestens genau so wichtig zu wissen, wie Angst gelindert werden kann. Oft tritt die Angst plötzlich auf. Man wird von ihr richtiggehend „befallen". Das wesentliche Kennzeichen sind Angstattacken (Panik), die sich nicht auf eine spezifische Situation oder besondere Umstände beschränken und deshalb auch nicht vorhersehbar sind. Wie bei anderen Angsterkrankungen zählen zu den wesentlichen Symptomen plötzlich auftretendes Herzklopfen, Brustschmerz, Erstickungsgefühle, Schwindel und Entfremdungsgefühle (Depersonalisation oder Derealisation). Oft entsteht sekundär auch die Furcht zu sterben, vor Kontrollverlust oder auch die Angst, wahnsinnig zu werden.

Im Konsensuspapier der Österreichischen Gesellschaft für Neuropsychopharmakologie und biologische Psychiatrie wird die unterschiedliche Wahrscheinlichkeit des Auftretens der Angst im Laufe des Lebens beleuchtet: „Auffällig ist die Korrelation zwischen dem Alter und den jeweils gehäuft auftretenden Angststörungen. So treten spezifische Phobien sehr oft bereits im Kindesalter und soziale Phobien erstmals in der Pubertät auf. Die Panikstörung wiederum gilt als Erkrankung der späten Adoleszenz und des jungen Erwachsenenalters und generalisierte Angststörungen treten mit Latenz, nicht selten erst nach dem 40. Lebensjahr auf." Verwitwete oder getrennt lebende Personen erkranken häufiger als ledige oder verheiratete. Besonders belastet sind Zeiten größerer Veränderungen im Leben, die auch mit Veränderungskrisen einhergehen können. Auffallend ist auch die hohe Komorbidität, also die Tatsache, dass die Betroffenen unter mehreren Erkrankungen leiden. 60 Prozent der Patienten erkranken auch an einer Depression, eine hohe Zahl zeigt auch Abhängigkeiten von Alkohol und Tranquilizern. Auch eine genetische Prädisposition liegt vor. Störungen der Schilddrüse, der Nebenniere und von Wachstumshormonen können die Ausbildung einer Angsterkrankung begünstigen.

Körperliche Symptome und Stress

Das Phänomen Stress

Die Wirkung der Neurotransmitter können wir am besten verstehen lernen, wenn wir uns die Stressreaktion genauer ansehen.

Stress ist uns wohl allen vertraut. Er wurde in sämtlichen Bereichen unseres Lebens und Zusammenlebens zum ständigen Begleiter. Dabei ist Stress nicht ausschließlich nur negativ zu werten. Der Begründer der modernen Stressforschung, Hans Selye, unterscheidet zwischen Eustress und Distress. Das heißt, dass Stress nicht unbedingt krank machen muss, sondern im Gegenteil bei richtiger Dosierung gesund, lebendig, neugierig und kreativ erhält. Dieser gesundmachende Stress (Eustress) wirkt sich nicht nur psychisch aus – im Sinne einer positiven subjektiven Befindlichkeit, im Sinne gewonnener Lebensfreude und Lebenslust. Er wirkt auch körperlich. In genauen Untersuchungen des Hirnstoffwechsels zeigt sich, dass bei guter Stressbelastung die Nervenzellen besser durchblutet sind und neue Verästelungen und Seitenarme ausbilden. Auch die Verbindungsstellen zwischen den

Nervenzellen (Synapsen) vermehren sich, die Denk- und Gedächtnisleistung verbessert sich dadurch und die Sexualfunktion wird ebenfalls positiv durch Eustress beeinflusst. Auf der biochemischen Ebene bedeutet dies, dass die notwendigen Neurotransmitter in ausreichendem Maß produziert werden und die Herausforderung des Eustresses einen positiven Anreiz zur Produktion dieser Nervenbotenstoffe darstellt.

Der bekannte Psychologe mit dem unaussprechlichen Namen Mihály Csíkszentmihályi bezeichnet jenen Zustand als Flow. Mit dieser Bezeichnung hat er einen regelrechten Hype ausgelöst. Wer einen Flow hat, dem gelang es nach seiner Definition, dass man als Betroffener den genauen Mittelweg zwischen Überforderung und Unterforderung gefunden hat. Dieser Zustand bewirkt, dass man sich ganz auf sein Tun konzentrieren kann und die Bewältigung der Tätigkeit mühelos gelingt. Es entsteht eine Ziel- und Handlungsklarheit, man ist erfüllt von der Aufgabe und das Gefühl für Zeitabläufe verändert sich. Man ist dabei sogar dermaßen erfüllt von der Arbeit, dass sämtliche Sorgen in den Hintergrund treten.

Die akute Stressreaktion

Im akuten Stresssyndrom bei einer drohenden Gefahr oder bei einem Unfall werden in kürzester Zeit Neurotransmitter, Adrenalin und Cortisol ausgeschüttet. Das bewirkt eine unmittelbare Verbesserung der Reaktionsgeschwindigkeit und -fähigkeit. Die akute Stressreaktion hat also den Sinn, das Überleben des Menschen in Extremsituationen zu sichern.

Ein Beispiel aus meiner Praxis: Herr L. wird mir vom betriebsärztlichen Dienst zugewiesen. Er sei vor drei Tagen mit dem Fahrrad nach Hause gefahren. Aus der Seitengasse habe ein Auto direkt vor ihm die Fahrbahn gequert, er habe nicht mehr bremsen können und sei mit voller Wucht in die Seite des Fahrzeuges geprallt. Durch die Wucht sei er über das Autodach katapultiert worden und auf der anderen Seite auf der Straße zum Liegen gekommen. Glücklicherweise hätten alle anderen Fahrzeuge ausweichen können. Herr L. habe kaum Schmerzen gespürt, die Schürfwunden hätten im ersten Augenblick gar nicht geblutet. Er sei dann zu seinem demolierten Fahrrad gegangen und habe sogar abgelehnt, dass die Rettung kommen sollte. Er habe ganz normal den Unfallschadensbericht ausgefüllt und sich die Versicherungsdaten geben lassen – fertig.

Für unsere Betrachtung ist es wichtig zu erkennen, dass durch den massiven Ausstoß von Neurotransmittern, Adrenalin, Noradrenalin und Cortisol das Schmerzempfinden bei der akuten Traumatisierung deutlich herabgesetzt ist. Auch die Blutung setzt erst dann ein, wenn die Entspannungsphase eintritt. Herr L. erzählte, dass er in der folgenden Nacht kaum schlafen konnte. Zu stark seien die Schmerzen geworden und die Unfallszene habe sich immer wieder vor seinem geistigen Auge abgespielt, ohne dass er dagegen etwas unternehmen konnte. Am nächsten Tag sei er ins Spital gegangen, um sich untersuchen zu lassen, da die Schmerzen so stark geworden seien, dass er gedacht habe, ein Wirbelbruch sei übersehen worden. Erfreulicherweise hatte er sich keine knöchernen Verletzungen zugezogen, sondern nur Prellungen und Zerrungen erlitten, verbunden mit Blutergüssen, wobei die Gesamtheit der Symptome mit massiven Schmerzzuständen verbunden war.

Auf der Ebene der Neurotransmitter bedeutet dies, dass der Cortisolspiegel nach einer gewissen Zeit auf den Normalwert sinkt und damit die schmerzlindernde Wirkung nicht mehr vorhanden ist. Auch Herr L. erhielt von mir beruhigende Antidepressiva verschrieben, um die Schlafphase zu sichern und ein gedankliches Abschalten zu ermöglichen. Außerdem vereinbarten wir einige psychotherapeutische Gespräche, um die akute Belastungsreaktion zu bekämpfen. Diese psychotherapeutischen Bemühungen dienten auch dazu, der Ausbildung somatoformer

Störungen prophylaktisch entgegenzuwirken. Gelingt es nämlich nicht, eine Traumatisierung ausreichend zu bearbeiten, kann es durchaus sein, dass auf der Ebene des Körpergedächtnisses diese einschneidende Erinnerung gespeichert bleibt. Jene Erinnerung löst ständig Urreflexe wie Kampf, Druck, Flucht und Ähnliches aus. Solchen Reflexen, die ja nicht in Muskelaktivitäten umgesetzt werden können, muss auf der muskulären Ebene gegengesteuert werden, um die Ruhe wieder herzustellen. Dadurch kommt es jedoch zu einer muskulären Daueranspannung, die wiederum Anlass zu Schmerzen sein kann. Wie sehr sich diese inneren Szenen auswirken, kann man oft im Schlaf erkennen. Traumatisierte Menschen träumen von den belastenden Erlebnissen und schlagen unter Umständen im Traum um sich oder versuchen Weglaufbewegungen zu machen, da im Traum die muskuläre Hemmung dieser Reflexe herabgesetzt ist.

Distress

Von Distress sprechen wir dagegen, wenn ein Missverhältnis zwischen den gestellten Anforderungen und der vorhandenen Kraft, Energie und Problemlösungsbereitschaft entsteht. Dieses Missverhältnis führt zu einer chronischen, überfordernden und daraus resultierenden krankmachenden Stresssituation. Wir unterscheiden dabei zwei Phasen: In der Kompensationsphase werden vermehrt Neurotransmitter ausgeschüttet, um die Bewältigung überfordernder Aufgaben zu erleichtern. Zusätzlich schaltet der Organismus ein zweites Hormonsystem dazu: das Cortisolsystem. Der Körper erkennt den relativen Mangel an Neurotransmittern und versucht durch ein erhöhtes Maß an Cortisolausschüttung eine Symptomlinderung zu erreichen. Cortisol ist bei akuten Stressreaktionen ein überlebenswichtiges Hormon. In dieser Phase der Überforderung wirkt es wie ein körpereigenes Dopingmittel. Das als Medikament hergestellte Cortisol ist wohl jedermann unter dem Namen Cortison bekannt. Wie stark es wirkt, ersieht man schon daran, dass es im Leistungssport als Dopingmittel verboten ist. Mit der zugeschalteten Unterstützung durch das Cortisol ist über eine gewisse Zeit erhöhte Leistungsbereitschaft gegeben. Man beißt sich damit sozusagen durch, um die Aufgaben zu bewältigen. Auf Dauer gesehen macht diese Konstellation jedoch krank. Die länger dauernde Erhöhung des Cortisolspiegels bedeutet eine zunehmende Verminderung der Gehirndurchblutung, eine Abnahme der Schaltstellen im Gehirn und ein Zurückbilden der Nervenfortsätze. Auch das Immunsystem wird negativ beeinflusst. Man neigt zu Infektionen, Fieberblasen und auch grippale Infekte werden häufig beobachtet.

In der zunehmenden Überforderung verliert man als Betroffener die Freude an der Herausforderung, den Spaß an der Konfrontation und das Interesse an der Problemlösung. Der Mensch gerät in einen Erschöpfungszustand, der sich sowohl psychisch als auch körperlich zeigt. Alles ist mühsam, zäh und anstrengend. Lustlosigkeit und Versagensängste verbinden sich mit körperlicher Schwäche und Antriebslosigkeit.

Im schweren Erschöpfungszustand, bei andauerndem Distress, entsteht ein hormoneller Mangelzustand auf allen Ebenen, sowohl bei den Neurotransmittern als auch beim Cortisol. Da dieses Hormon neben der Schmerzlinderung auch eine Hemmung von Entzündungsbotenstoffen (Zytokinen) bewirkt, kann der Mangel unspezifische Entzündungen und Schmerzzustände auslösen. Das bedeutet, dass wir mit diesen Entgleisungen mitten in unserem Thema sind: „Krank ohne Befund". Die Betroffenen reagieren wesentlich stärker auf Schmerzreize, unspezifische Entzündungen können in unterschiedlichen Organen auftreten, die wiederum den Einsatz von Cortison, diesmal als Medikament, erforderlich machen.

Im Kleinen erleben wir die Neurotransmitterveränderungen oft schon im Alltag. Aus dem verbissenen Gefühl des kompensierten Distresses schließen wir ja richtig, dass wir endlich auf Urlaub gehen sollten – und werden schon in den ersten Tagen krank. Schnupfen, Husten oder Fieberblasen können die Folge sein. Oder wir erleiden die „Liegestuhl-Depression", wie Karoline Hochreiter dieses Phänomen genannt hat. Dies bedeutet nichts anderes, als dass wir den Stress genutzt haben, um das Neurotransmittersystem auf einer hohen Ebene zu gebrauchen. Die Entspannung im Urlaub bedeutet für den Organismus eine „Downregulation", also ein Herunterfahren der Systeme. Das geschieht dann für die Person leider unglücklicherweise unter das Normalmaß. Oft wird in solchen Fällen der Weg zum Strand schon mühsam und als Herausforderung empfunden. Mathias Rüegg, Begründer des Vienna Art Orchestra, erzählte in einem Interview, dass er regelmäßig nach einem langen, intensiven Arbeitsprozess in ein „Loch" fällt, wenn dieser plötzlich aufgehört hat. Psyche, Gehirn und Immunsystem stehen in einem direkten Zusammenhang und in Wechselwirkung zueinander.

Aber auch bei anderen Gelegenheiten können wir dieses Phänomen beobachten. Ein gutes Beispiel sind Tage, an denen Sie außergewöhnlich glücklich sind. Denken Sie nur an die Freude, die Sie bei Ihrer Hochzeit empfunden haben – oder bei einer Ihnen nahestehenden Person. Und denken Sie an den „Kater" am nächsten Tag. Oder nennen wir den „Kater" zur genaueren Bestimmung „Blues". Der „Kater" am Tag danach muss nämlich nicht nur damit zu tun haben, dass Sie unter Umständen zu viel Alkohol konsumiert haben. Nach Tagen, an denen Sie außergewöhnlich viel Glücksgefühl empfunden haben, entsteht nämlich am nächsten Tag auch stets ein vorübergehender Neurotransmittermangel, weil der positive Stress wegfällt. Diese Information, die ich Ihnen hier gebe, soll Sie in vielerlei Hinsicht beruhigen. Vor allem aber soll sie Ihnen helfen, wenn Sie am Tag nach der Hochzeit gedacht haben, Sie hätten womöglich den falschen Partner geheiratet …

Ein ähnliches Phänomen erleben Mütter oft auch nach der Geburt. Die Geburt eines Kindes ist in höchstem Maß ein stressreicher Vorgang. Nicht nur die Freude, sondern auch die Angst, die Schmerzen und die körperliche Anstrengung bedeuten höchste Belastung. Auch hier sehen wir im Rahmen der Gegenregulation in den nächsten Tagen oft ein Phänomen, das „Babyblues" genannt wird. Es beschreibt ein Gefühl, einen Seelenzustand, der bei der Mutter Beunruhigung entstehen lässt, weil sie nicht die erwartete Freude empfinden kann, sich im Gegenteil mit dem Baby überfordert fühlt und zu wenig Verbindung spürt.

Das vegetative Nervensystem

Stress ist eng an das vegetative Nervensystem gebunden. Jenes besteht aus zwei Teilen, dem Sympathikus und dem Parasympathikus. Dieser Teil des Nervensystems wird auch autonomes oder unbewusstes Nervensystem genannt. Das bedeutet, dass sich der Körper mit seinen Funktionen wie Herzschlag, Blutdruck, Atmung, Magen-Darm-Funktion, Durchblutung der Extremitäten, Muskeltonus automatisch und unwillkürlich auf Stresssituationen oder einen Zustand von Entspannung einstellt. Wir müssen bewusst nichts dazu beitragen. Ein wesentlicher Teil des Bauchhirns hängt eng mit dem vegetativen Nervensystem zusammen.

Der Sympathikus

Dieser Teil des vegetativen Nervensystems ist dafür zuständig, den Körper an stressbedingte Belastungen automatisch anzupassen. Das heißt, dass bei Bedrohungen oder Verletzungen automatisch der Herzschlag und der Blutdruck erhöht werden, die Lunge besser belüftet wird, die Muskeln sich automatisch anspannen – so wie wir dies im Fall des Herrn L. gerade gesehen haben. Gleichzeitig können wir eine Zentrierung des Kreislaufs auf die lebenswichtigen Organe Gehirn, Herz und Lunge beobachten. Das Blut wird aus den Bereichen abgezogen, wo es im Moment nicht so dringend benötigt wird. Daher verspüren wir kalte Hände und kalte Füße, auch die Durchblutung des Magen-Darm-Traktes ist herabgesetzt. Der Sympathikus wird bei allen Stressurreflexen wie Flucht- und Kampfreflexen aktiviert. Dieses hochkomplexe Zusammenspiel funktioniert, ohne dass wir willentlich eingreifen und steuern müssen.

Der Parasympathikus

Dieser Teil ist der Gegenspieler des Sympathikus. Er wird aktiv bei Entspannung und senkt damit die Pulsfrequenz, den Blutdruck, beruhigt die Atmung, bewirkt eine Weiterstellung der Gefäße. Deutlich merken wir die Aktivierung des Parasympathikus vor dem Einschlafen. Die Hände und Füße werden warm, die Atmung geht ruhig und regelmäßig und der unter Umständen anfangs kräftige Herzschlag beruhigt sich. Auch für die Verdauung, für die Entspannung bei der Harnblasenentleerung, aber auch für die Sexualfunktion spielt der Parasympathikus eine wichtige Rolle.

Entscheidend ist, dass das vegetative Nervensystem nicht nur auf reale Erlebnisse reagiert. In der Psychotherapieschule des Psychodramas wird zwischen einer inneren seelischen Bühne und einer äußeren Bühne unterschieden beziehungsweise wie der Psychiater und Psychotherapeut Luc Ciompi es genannt hat, zwischen einer Innenwelt und einer Außenwelt. Die Reaktion auf äußere Ereignisse, seien es körperliche Belastungen, psychische Bedrohungen oder Überforderungen sowie Verletzungen, ist für die Menschheit überlebensnotwendig. Interessant ist jedoch, dass das vegetative Nervensystem auch auf Szenen reagiert, die sich „nur" auf der inneren Bühne abspielen. Schreckliche Erlebnisse müssen nicht einmal bewusst erinnert werden und trotzdem reagiert das vegetative Nervensystem. Dieser Mechanismus ist ganz entscheidend bei der Entstehung somatoformer Störungen. Im Anschluss an ein psychisches Trauma sind verschiedene Reaktionen möglich. Von Flashbacks reden wir, wenn das Trauma sich wie der Blitz in das Bewusstsein einschaltet. Auch hier sehen Sie die komplexe Beteiligung des vegetativen Nervensystems, mit Herzrasen, unter Umständen Atemnot, Verspannungen bis Verkrampfungen, Übelkeit, Schmerzzuständen und verbunden mit Gefühlen von Angst und Schrecken. Ins Bewusstsein dringen diese Szenen auch bei den sogenannten Intrusionen, bei denen sich ganze Szenen wie ein Film ins Bewusstsein schieben und man als Betroffener dem Geschehen relativ ausgeliefert ist. Oft werden traumatisierende Erlebnisse jedoch vergessen, verdrängt oder abgespalten. Dann fehlt die Erinnerung, aber die vegetativen Turbulenzen können, eventuell ausgelöst durch einen Geruch, ein Geräusch oder Ähnliches, das an das ursprüngliche traumatisierende Erlebnis unbewusst erinnert, auftreten, ohne dass die belastende Szene ins Bewusstsein gelangt.

Wie gut die inneren Szenen sich im vegetativen Nervensystem abbilden, kann man mit einer faszinierenden Methode feststellen: dem Biofeedback. Hier wird man als interessierte Versuchsperson an einen Computer angeschlossen, der die Herzaktion, die Atemfrequenz, den Hautwiderstand, den Blutdruck und die Muskelspannung misst. Sie können direkt am Bildschirm des Computers ablesen, wie rasch sich die Herzfrequenz und der Blutdruck erhöhen, wenn Sie sich etwa den letzten Streit mit einer nahestehenden Person in Erinnerung rufen. Die Stressreaktion lässt sich direkt ablesen – obwohl es sich ja eigentlich „nur" um Gedanken handelt. Auch das Gegenteil ist der Fall, wenn Sie sich Ihren Lieblingsort, im Rahmen des letzten Urlaubs, vorstellen und sich gedanklich eventuell auf einen Bergsee oder Meeresrauschen mit Palmenstrand oder ähnliche Erinnerungen an Ihr ganz privates Paradies einlassen: In diesem Fall können Sie direkt ablesen, wie sich die Muskeln entspannen und die Herzaktion und der Blutdruck absinken. Das zeigt deutlich, wie wichtig es ist, Herrscher über die eigenen Gedanken zu sein oder zumindest zu werden. Es wird zu einer Art Schutzschild, wenn man in der Lage ist, in Zeiten von Belastungen an schöne und entspannende Dinge zu denken, um sich wieder erholen zu können und seine vegetativen Werte in einen Normalzustand zu bringen. Dadurch können Verspannungen der Muskulatur, Durchblutungsstörungen, Bluthochdruck und Spannungskopfschmerzen und viele andere Beschwerden, die mit unserem Thema „Krank ohne Befund" zu tun haben, positiv verändert werden. Viele, unter Umständen beängstigende, Symptome sind auf Turbulenzen im vegetativen Nervensystem zurückzuführen, mit unterschiedlichen Auslösern und Hintergründen, die wir im weiteren Verlauf dieses Buches noch genauer beleuchten werden.

Natürlich sollen und müssen Sie auch dann weiter üben, wenn Sie nicht am Gerät angeschlossen sind. Mit dieser Trainingsmethode lernen Sie, auf einer zweiten Schiene des Bewusstseins an etwas Schönes zu denken, das jederzeit abrufbar ist und gegen übermäßigen Stress schützt. Die Kunst dabei ist es zu lernen, diese zweite Schiene aufzubauen und rasch zwischen den einzelnen Schienen – der realen belastenden Außenwelt und den inneren vorgestellten schönen und beruhigenden Szenen – wechseln zu können. Eine zweite Möglichkeit, mit der die Verbindung zwischen Gedanken, Gefühlen und dem Körper nachgewiesen und genützt wird, ist der Lügendetektor. Durch die Veränderung des Hautwiderstandes kann herausgefunden werden, ob ein Mensch die Wahrheit spricht oder nicht. Auch hier sehen wir, wie eng der Körper und die Seele miteinander vernetzt sind.

Chronisch missglückte Interaktionen bilden sich als Handlungsabläufe auf der innerseelischen Bühne ab und können auch körperlich spürbar werden.

Szenen, die Konflikte, Kränkungen, Enttäuschungen, Wut, Ärger oder Angst beinhalten, werden von Reaktionen des Sympathikus begleitet. Dies bedeutet, dass sich der Herzschlag beschleunigt, der Blutdruck steigt, sich die Gefäße verengen oder der Muskeltonus erhöht. Kommt es zu einer Daueraktivierung des Sympathikus, ist der ganze Körper ständig auf Kampf oder Flucht eingestellt. Damit verändert sich das allgemeine vegetative Zustandsbild des Menschen entscheidend. Ständig erhöhter Muskeltonus bewirkt Schmerzzustände in der Muskulatur und in den Sehnen und führt zu Verspannungen, die eine dauernde Mehrbelastung der Knorpel- und Gelenksflächen bedeuten. Es sind – wie bereits erwähnt – Urreflexe, die hier wirksam sind. Die Flucht- oder Kampfreflexe rufen eine unbewusste Aktivierung der entsprechenden Muskulatur hervor, um eben kämpfen oder flüchten zu können. Diese Impulse werden unterdrückt und die Gegenspieler der Muskeln hemmen die Aktivität. Das bedeutet jedoch, dass beide Muskelgruppen, Aktivierer und Gegenspieler, in einen höheren Muskeltonus versetzt werden. Wenn wir von konflikthaften Szenen träumen, kann es sein, dass diese Hemmung zum Teil wegfällt. Dann führen wir tatsächlich die Kampf- oder Fluchtbewegungen aus und schlagen im Traum um uns.

In ähnlicher Weise sind alle vegetativ gesteuerten Organsysteme bei Konflikten, Kränkungen, Enttäuschungen, Wut, Ärger oder Angst beteiligt: das Herz-Kreislauf-System, die Atmung, die Lunge, der Magen-Darm-Trakt. Auch das können wir im Traum gut nachvollziehen. Wir wachen schweißgebadet mit Herzrasen auf, ringen nach Luft und spüren das Gefühl, das den Traum begleitet hat – Angst, Wut oder Ärger.

Alle Organsysteme müssen immer wieder zum Zustand der Entspannung, der Geborgenheit, der Sicherheit, der emotionalen Ausgewogenheit zurückfinden, um eine Heilung zu erreichen.

Bei chronischen oder schweren akuten Überforderungen entstehen Funktionsstörungen, die sich als somatoforme Störungen oder im Sinne echter psychosomatischer Erkrankungen manifestieren können.

Wir haben gelernt, dass Zustände der Geborgenheit, Sicherheit und emotionalen Ausgeglichenheit also von enormer Bedeutung für Ihre „innerseelische Bühne" sind. Gerade in diesem Bereich dürfte uns in den kommenden Jahren noch ein enormer Anstieg von Krankheitsfällen bevorstehen. Es ist heute nahezu unmöglich geworden, sich der Schnelligkeit unserer Informations- und Kommunikationsgesellschaft zu entziehen. Der ursprünglich als Segen gefeierte Fortschritt durch neue Technologien wie E-Mail, Internet und Handys erweist sich für immer mehr Menschen als Fluch der Moderne. Ständige Erreichbarkeit, aber auch die permanente Reizüberflutung während der Freizeit führt dazu, dass der Sympathikus zu permanenten Reaktionen verleitet wird. Dieser hatte vor zehn Jahren noch vergleichsweise wenig zu tun. Verkehr, Information und Kommunikation hielten sich vor Etablierung der neuen Medien und der daraus resultierenden Reizüberflutung noch in vertretbaren Grenzen. Dass sich viele Menschen dieser gefährlichen Entwicklung sehr wohl bewusst sind, manifestiert sich darin, dass etwa Urlaub in Klöstern, Pilgern und der kurzzeitige Rückzug in die Natur immer mehr zu Lifestyle-Themen geworden sind.

Das Dauerfeuer von Signalen, die in dieser materialistisch orientierten Welt in bestimmten Berufen oft schon im Viertelstundentakt gesendet werden, macht die Seele auf Dauer krank. Die Gefahren unserer Zeit lauten etwa: „Vorsicht, Gegenverkehr." – „Verdammt: Ich habe vergessen, den Chef zurückzurufen." – „Habe ich bei diesem Arbeitsschritt etwas Wichtiges vergessen?" – „Kann ich die Kinder rechtzeitig vom Kindergarten abholen?" Viele dieser Gedanken klingen banal. Aber sie versetzen Ihre Gefühlswelt permanent in Aufruhr. Würde man dieses „Dauerfeuer" von „gefährlichen Momenten" auf den Steinzeitmenschen übertragen, dann würde dieser wohl sagen: „Ich muss mir dringend eine neue Höhle suchen. Denn in meine schaut alle 15 Minuten ein hungriger Säbelzahntiger rein." Er hätte mit dieser Überlegung instinktiv richtig reagiert. Diese Flucht vor der permanenten Reizüberflutung ist dem modernen Menschen allerdings heute kaum mehr möglich – aus finanziellen, gesellschaftlichen und natürlich aus familiären Gründen. Wir wollen ja, dass unsere Kinder in einer gesellschaftlich anerkannten Gemeinschaft aufwachsen. Und anerkannt ist dieses System, das nachweislich krank macht, immer noch.

Aber noch ein weiterer Aspekt ist für die Handlungsabläufe der innerseelischen Bühne von großer Relevanz: Joachim Bauer schreibt in seinem Buch „Das Gedächtnis des Körpers": „Personen, denen in der Vorgeschichte intensive und längerdauernde körperliche Schmerzen zugefügt wurden, haben ein signifikant erhöhtes Risiko, im späteren Leben an einer chronischen Schmerzkrankheit zu erkranken. Wie sich bei erst in den letzten Jahren durchgeführten Untersuchungen zeigte, spielen schmerzhafte Gewalterfahrungen eine bislang überhaupt nicht erkannte immense Rolle bei der Verursachung chronischer Schmerzkrankheiten. Reale Schmerzerfahrungen in der Vorgeschichte findet man, wie zahlreiche Studien belegen, insbesondere bei Patienten mit chronischen Schmerzen des Rückens, des Unterleibs, der Gesamtmuskulatur (Fibromyalgie-Syndrom) sowie bei Patienten mit chronischen Gesichts- bzw. Kieferschmerzen (orofaziales Schmerzsyndrom)." Und auf der nächsten Seite führt er weiter aus: „Da Schmerzerfahrungen spätere Schmerzerkrankungen begünstigen, wäre eine Eindämmung der Vorkommnisse, die Schmerzerfahrungen nach sich ziehen, nicht nur aus Gründen der Humanität zwingend, sondern wäre zusätzlich auch vorsorgende Gesundheitspolitik. Angesichts dessen, was Schmerzpatienten in ihrer Vorgeschichte berichten, sind auch Bemühungen nachdrücklich zu unterstützen, im Rahmen der Kindererziehung körperliche Züchtigungen und Misshandlungen zu vermeiden. Nach Untersuchung des kriminologischen Forschungsinstituts Niedersachsen, in die über 3200 Kinder einbezogen waren, ist davon auszugehen, dass in Deutschland derzeit 38 % der Kinder häufig körperlich gezüchtigt und 5 % dabei nach objektiven Maßstäben sogar körperlich misshandelt werden; dies zeigt, welche enormen Probleme und Missstände hier bestehen. Faktoren (einschließlich sozialer Missstände), die körperliche Gewalt gegen Kinder begünstigen, müssen aufgrund der gesundheitlichen Folgen in späteren Jahren mit enormen medizinischen Folgekosten bezahlt werden."

2. Körperliche Funktionsstörungen aufgrund traumatischer Erlebnisse in der Vergangenheit

Posttraumatische Belastungsstörungen

Als Trauma wird ein Ereignis definiert, das für eine Person in direkter persönlicher Betroffenheit eine intensive Bedrohung des eigenen Lebens, der Gesundheit und der körperlichen Integrität darstellt und Gefühle von Horror, Schrecken und Hilflosigkeit auslöst. Das Trauma kann auch durch die Beobachtung eines schrecklichen Ereignisses erfolgen, wodurch auf der innerseelischen Bühne ein intensives Bedrohungsgefühl des eigenen Lebens entsteht. Posttraumatischer Stress umfasst sowohl psychische als auch körperliche Symptome, die durch das traumatische Erlebnis ausgelöst werden.

Posttraumatische Belastungsstörungen sind im Wesentlichen durch drei Symptomkomplexe charakterisiert:

a) **Symptome eines unwillentlichen Wiedererlebens von Aspekten des ursprünglichen Traumas:** Hier drängen sich die Erinnerungen ins Bewusstsein und lassen sich nicht wegdrängen oder unterdrücken. Wir sprechen von „Flashbacks", wobei es sich um kurzzeitige Bilder handeln kann, aber auch um filmische Wiederholungen der traumatisierenden Szene vor dem geistigen Auge. Meist werden diese Bilder oder Szenen durch sogenannte „Trigger" ausgelöst. Das können Sinneswahrnehmungen sein, wie Geräusche, Gerüche, Farben, bestimmte Wetterlagen etc., die unbewusst an das traumatische Ereignis erinnern.

b) **Symptome eines umfassenden, auf das Trauma bezogenen Vermeidungsverhaltens,** was dazu führt, dass man als Betroffener die Gegend meidet, in der das Trauma erfolgte, oder Menschen, die daran erinnern, oder Handlungen, wie etwa Autofahren nach einem Verkehrsunfall.

c) **Symptome einer autonom nervösen Übererregbarkeit:** Das Vegetativum „wiederholt" das traumatische Ereignis – das Herz beginnt zu rasen, Schwindelzustände sind die Folge, Atemnot, Angst vor Ohnmacht, Zittern, Schwächezustand etc.

Anhand der posttraumatischen Belastungsstörungen kann man die langsame Entwicklung in der Veränderung der medizinischen und öffentlichen Grundeinstellung beobachten. War man früher durchwegs geneigt, Menschen mit diesen Symptomen zu unterstellen, die Symptome zu ihrem Vorteil auszunutzen (im Sinne von Schmerzensgeldforderungen, Unterstützungen, Rentenbegehren etc.) und sie als Rentenschleicher abzuqualifizieren, machte sich in den letzten 20 Jahren ein deutliches Umdenken bemerkbar. Dieser Bereich ist zu einem breiten Forschungsfeld geworden, mit einer Unzahl an Publikationen und Beschreibungen der therapeutischen Möglichkeiten.

Für unsere heutigen Überlegungen ist es entscheidend zu wissen, dass der Mensch die traumatisierenden Erlebnisse oft vergisst. Er streicht sie aus dem bewussten Gedächtnis. Die traumatische Szene bleibt jedoch auf der unbewussten Ebene aktiv und bewirkt immer wieder einen unterschiedlichen Mix an Symptomen. Durch die erwähnten Trigger können auf der unbewussten Ebene die traumatischen Szenen reaktiviert werden und der Betroffene mit vegetativen Symptomen wie Herzrasen, Schwitzen, Konzentrationsschwierigkeiten, gereizter Stimmung etc. reagieren.

Traumatisierungen können Unfälle, Misshandlungen, sexueller Missbrauch, Vergewaltigung, Kriegsfolter, Katastrophen- oder Verfolgungserfahrungen etc. sein.

Die Lösung

Im psychotherapeutischen Prozess ist es wichtig, das Trauma zu entdecken, in seiner Entstehung und seiner Auswirkung zu benennen sowie eine klärende und stützende Aufgabe zu übernehmen. Die wichtigste Aufgabe besteht im Aufbauen einer Vertrauensbeziehung. Oft wird erst dann ein Erinnern möglich.

Ein Beispiel: Herr K. ist Fernfahrer. Nach einer anstrengenden Tour bringt er seinen Lkw in die Firma zurück. Er setzt sich in seinen eigenen Pkw und fährt nach Hause. Er freut sich auf einen schönen Abend bei seiner Familie und auf ein geruhsames Wochenende. Plötzlich fährt ein Auto aus einer Garage direkt vor sein Auto. Seine Notbremsung nützt nicht viel, Herr K. kann auch nicht ausweichen und kracht dem anderen Pkw auf der Höhe der Fahrertüre in die Seite. Er sieht noch, dass das Auto von einer Dame gesteuert wird, an ihrer Seite eine Beifahrerin. Durch den Aufprall springt seine Motorhaube auf. Er sieht nichts mehr, bleibt wie gelähmt auf seinem Fahrersitz und denkt nur: „Ich habe sie getötet."

Nach einiger Zeit helfen ihm Passanten aus seinem Fahrzeug. Er steigt aus und kann zu seiner Freude und Beruhigung erkennen, dass nicht nur er praktisch unverletzt geblieben ist, sondern auch seine Unfallgegnerin und deren Beifahrerin. Die Formalitäten werden erledigt, Polizei und Feuerwehr räumen die Fahrzeuge zur Seite, Herr K. wird von einem Arbeitskollegen nach Hause gebracht. Langsam erholt er sich von dem Schock, freut sich darüber, dass nur Sachschaden entstanden ist. Er geht am nächsten Tag ins Spital, da er Schmerzen in der Halswirbelsäule verspürt. Ein Schleudertrauma wird festgestellt. Nach einigen

Tagen Krankenstand ist er wieder einsatzbereit und kann seine Arbeit als Fernfahrer wieder aufnehmen. Bei einer Fahrt auf der Autobahn beginnt plötzlich sein Herz zu rasen, verbunden mit einem Schweißausbruch. Er hat den Eindruck, dass ihm schwarz vor den Augen wird, dass sich alles einengt, dass er nicht mehr klar denken kann, dass er die Kontrolle verliert. Er lenkt seinen Lkw an den Pannenstreifen und versucht sich zu beruhigen. Nach einiger Zeit kann er wieder so klar denken, dass er mit dem Handy seinen Chef anruft. Er erzählt ihm, was passiert ist. Sein Vorgesetzter rät ihm, noch einige Zeit zuzuwarten und dann den Lkw zum nächsten Stützpunkt zu fahren. Herr K. befolgt den Rat, muss jedoch feststellen, dass er selbst nach einer längeren Pause beim Starten des Motors erneut Herzrasen und Schweißausbrüche bekommt. Er ist nicht in der Lage, weiterzufahren. Er muss von einem Kollegen abgelöst werden und wird ins Spital gebracht. Bei der Untersuchung zeigt sich, dass organisch alles in Ordnung ist. Es besteht kein Verdacht auf einen Herzinfarkt oder auf eine Erkrankung der Lunge, auch alle anderen organischen Ursachen werden ausgeschlossen. Diese Zustände wiederholen sich in den nächsten Monaten häufig. Immer wieder geht Herr K. zum Arzt, lässt sich im Spital mit immer genaueren Methoden abklären, immer wieder mit demselben Ergebnis, dass organisch alles in Ordnung sei. Es wird eine Angststörung mit Panikattacken diagnostiziert.

Da Herr K. seine Beschwerden vom Herz ausgehend erlebt, mit Herzrasen, Herzstechen, Druck auf der Brust und Atemnot, fordert er, wie viele andere Patienten in seiner Situation, immer wieder die organische Abklärung. Ein hinzugezogener Psychiater bestätigt die Diagnose der Angststörung mit Panikattacken und verschreibt ein Medikament am Abend, welches das Durchschlafen sichern soll, und ein Antidepressivum in der Früh gegen die Angstattacken. Da Herr K. den Eindruck hat, dass sich einerseits die Symptomatik nicht verbessert, andererseits er unter Nebenwirkungen der Medikamente leidet, verweigert er eine weitere

Einnahme. Das Interessante ist, dass Herr K. selbst den Zusammenhang mit dem Verkehrsunfall nicht herstellt, sondern vielmehr den Eindruck hat, die Zustände mit Herzrasen, Schweißausbrüchen, Herzstechen und Druck auf der Brust würden aus heiterem Himmel kommen.

Als Herr K. der Psychosomatischen Ambulanz zugewiesen wurde und mich aufsuchte, erhob ich mit ihm gemeinsam seine Lebenslage, Belastungen, Konflikte, Spannungen, Wohnsituation und finanzielle Hintergründe. So kamen wir schließlich auch auf den Verkehrsunfall zu sprechen. Da diese unangenehmen Zustände eindeutig erst nach dem Verkehrsunfall aufgetreten waren, lag die Annahme nahe, dass es einen direkten Zusammenhang gab. Ich erklärte Herrn K., dass wir in der Psychosomatik diese Zustände immer wieder beobachten, nämlich, dass ein psychisch stark belastendes Ereignis vordergründig gut verkraftet werden, im Hintergrund jedoch auf einer unbewussten Ebene immer wieder zu Angstzuständen bis hin zu Panikattacken führen kann. Notwendig sei es daher, den ganzen Ablauf noch einmal möglichst naturgetreu zu wiederholen, diesmal jedoch in meinem Beisein. Wir starteten die Szene ab dem Zeitpunkt, als er seinen Lkw in der Firma abgab und in den eigenen Pkw stieg. Ich erklärte ihm, dass ich mich sozusagen jetzt auf seinen Beifahrersitz setze und wir den Weg nach Hause gemeinsam fahren. Wir freuten uns gemeinsam auf den schönen Abend und ab dem Moment, als das Auto quer über die Fahrbahn fuhr, verzögerten wir die Zeit, um quasi in Zeitlupe alle Ängste des Herrn K., seine Befürchtungen und seinen Schrecken auszuleuchten. Einerseits war in seinem Kopf Wut darüber, dass das gegnerische Fahrzeug direkt vor ihm auf die Fahrbahn fuhr, andererseits der verzweifelte Versuch, einen Zusammenstoß zu verhindern. Die Vollbremsung reichte nicht aus, Ausweichen war nicht möglich, der Zusammenstoß unvermeidlich. Dann kam die entscheidende Phase. Herr K. fantasierte nicht nur, dass er seine Unfallgegnerin getötet hätte, sondern empfand sofort Schuldgefühle, obwohl er keine

Chance hatte, den Zusammenstoß zu vermeiden. Er fühlte sich als Mörder. Existenzbedrohende Gedanken schossen ihm durch den Kopf und ich ermunterte ihn wiederholt, alles auszusprechen, was er in dieser Situation empfunden oder auch nur gedacht haben könnte. Ich war an seiner Seite als mitfühlender, beruhigender, mutiger Beifahrer, der die Situation der Einsamkeit und der alleinigen Verantwortung aufhob und der ihm bei jeder Befürchtung gleich klarmachte, dass nichts Dramatisches passiert sei.

Durch die klare Verknüpfung der Angstzustände und der Panikattacken mit dem Unfallgeschehen und meiner Bereitschaft, den Unfallhergang mit all seinen Emotionen und belastenden Gedanken zu wiederholen und gleichzeitig den Schrecken als Irrtum zu entlarven, konnte eine „Löschung" der vegetativen Reaktion erreicht werden. Diese Zustände traten in Zukunft nicht mehr auf.

Jene Art der Behandlung wird in der Traumatherapie Reexposition genannt. Dies bedeutet, dass der Patient mit der traumatisierenden Szene neuerlich in Kontakt kommt und sie, im Rahmen der Therapie, wieder durchlebt. Bei schweren Traumatisierungen ist jedoch dieses Vorgehen nicht angezeigt. Patienten mit Foltererfahrung, Vergewaltigung oder Missbrauch sind so stark traumatisiert, dass eine so intensive Konfrontation zu einer Retraumatisierung führen würde. Durch das neuerliche Durchleben der schrecklichen Ereignisse käme es zu einem Wiederaufflammen aller schrecklichen Gefühle, vegetativen Reaktionen, Albträume und Schlafstörungen. Hier ist eine ganz andere Technik notwendig. Im Vordergrund steht am Anfang das Stützen, dann das Stabilisieren. Woher kommt Kraft? Was ist auch positiv am Leben? Die Behandlung zielt zunächst darauf ab, dass das Leben trotz der erlittenen Traumatisierung wieder als lebenswert empfunden werden kann und dass auch neue Beziehungen in befriedigender Weise gelebt werden können. Dazu bietet sich an, im Sinne der Salutogenese von Aron Antonovsky, das Bild der Traumawaage einzuführen. Auf der einen Seite der Waage liegen die schrecklichen Erlebnisse und auf der anderen Seite bemüht man sich, im Rahmen der Therapie, das Lebenswerte herauszuarbeiten und zu benennen. Dies können neue positive Bezugspersonen sein, das engagierte Bemühen, im Rahmen des therapeutischen Prozesses, das Herausarbeiten innerer, positiver Komplementärrollen, wie die Rolle des Trösters, Schützers, Mutmachers. Komplementäre Rollen, die auch mit den Gegenkräften korrespondieren, die Fritz Riemann in seinem Buch „Grundformen der Angst" definiert: Mut, Vertrauen, Erkenntnis, Macht, Hoffnung, Demut, Glaube und Liebe. Die Behandlung der posttraumatischen Belastungsstörungen erfordert vonseiten des Therapeuten ein hohes Maß an Wissen und engagiertem Arbeiten, ohne dass der Patient in eine Abhängigkeit gerät, sondern in dem Sinn, dass auf seiner eigenen inneren Bühne das Selbstmanagement, wie Rainer Sachse es in seinem Buch „Der psychosomatische Patient in der Praxis" genannt hat, gestärkt wird. Selbstvertrauen, Selbstachtung, Selbstliebe, Mut zum Authentischen der eigenen Person, eine eigene Meinung vertreten, ohne Schuldgefühle oder schlechtes Gewissen zu bekommen, Freude an der eigenen Existenz: Nur so kann das Erlittene in das neue Leben integriert werden.

Jetzt haben wir uns den traumatischen Erlebnissen in der Vergangenheit gewidmet, die zu körperlichen Symptomen führen können, ohne dass eine organmedizinische Erklärung gefunden werden kann. Als Nächstes betrachten wir die allgemeinen psychodynamischen, die generellen seelischen Hintergründe und Mechanismen.

3. Der Bereich der Psychodynamik

a) Die Konversion

Unter Konversion versteht man den Mechanismus, dass ein psychischer Konflikt in Körpersprache umgewandelt wird, um das

Bewusstsein von belastenden Gefühlen freizuhalten. Da das körperliche Symptom im Vordergrund steht, glauben die Betroffenen, körperlich krank zu sein. Es bedeutet auch, dass ein körperliches Symptom anstelle von seelischem Leid präsentiert wird, unter Umständen eine Botschaft in chiffrierter Form. Wir sprechen von der Sprache des Körpers. Die Hintergründe können vielfältig sein. Einerseits sind die Art, die Intensität, das Thema und der Inhalt des zugrunde liegenden Konfliktes ausschlaggebend, andererseits die emotionale Grundeinstellung, die durch die Erziehung im Betroffenen geformt wurde. Wenn jemand Botschaften in sich trägt wie: „Beiß die Zähne zusammen, ein Indianer kennt keinen Schmerz, es ist nicht erlaubt, Schwäche zu zeigen", wenn also die natürlichen Entlastungsmechanismen, wie Aussprechen, Gefühle zeigen, Angst haben und Angst haben dürfen, Überforderung ausdrücken, sich beklagen dürfen, ausjammern können oder weinen dürfen, nicht erlaubt sind, so kann der innerseelische Überdruck zu einer körperlichen Funktionsstörung führen.

Der Mechanismus der Konversion drückt sich im Volksmund aus: Der Magen dreht sich um, etwas ist zum Kotzen oder nimmt mir die Luft weg, das Herz wird schwer oder etwas bricht mir das Herz, etwas lässt einem die Haare zu Berge stehen oder geht unter die Haut. Überlastungen werden oft körperlich ausgetragen, besonders wenn es zu Stauungsphänomenen kommt.

Die Fixierung auf das körperliche Symptom wird dadurch bestärkt, dass diese Mechanismen tief verwurzelt sind und durch ein Gespräch nicht so ohne Weiteres verändert werden können. Wenn man aus Angst oder Scham das Problem nicht wahrhaben will, ist es auch nicht möglich, es zu beleuchten und damit nicht möglich, die belastende, destruktive Kraft, die daraus entsteht, abzubauen und zu entschärfen. Die Auflösung der Symptomatik funktioniert nicht dadurch, dass der Arzt mitteilt, es liege keine körperliche Organschädigung vor und die Symptomatik könnte Ausdruck einer seelischen Überbelastung oder eines Konfliktes sein. Der Patient kann nicht umschwenken und zu reden beginnen, weil er durch seine Erziehung davon abgehalten wird, seine Überforderung durch Mitteilen, Aussprechen und Herzausschütten loszuwerden.

Der Betroffene trägt eben Botschaften in sich wie: „Durch Reden wird alles nur noch schlimmer, indem man Schwäche zeigt, gibt man dem anderen nur einen Trumpf und eine Waffe in die Hand, wird verletzlich und verliert den restlichen Halt." Es ist ein aktives Engagement vonseiten des Arztes oder Psychotherapeuten erforderlich, um andere Verhaltensweisen für den Betroffenen akzeptabel zu machen. Die engagierte und schützende Zuwendung bewirkt, dass dieser einen Einblick in seine Seele gewährt und sich einer gemeinsamen Problemlösung öffnet. Aufgrund der schlechten Erfahrungen hat er sich von Menschen abgewendet. Das bedeutet aber auch, dass die Betroffenen in ihrer eigenen Seele kaum Hilfe, Trost und Mitgefühl für sich empfinden können, sondern eher zu Durchhalteparolen und Härtebefehlen neigen. All dies ist in der Behandlung zu korrigieren und erfahrbar zu machen, dass es viel schönere, erfüllende und dem Menschen entsprechende Möglichkeiten gibt.

b) Die Gefühlsblindheit

Die Gefühlsblindheit wird mit dem Fachbegriff Alexithymie benannt. Sie bezeichnet die Unfähigkeit der Betroffenen, die eigenen Gefühle wahrzunehmen und sie in Worten zu beschreiben. Mehrere Faktoren dürften bei der Entstehung der Gefühlsblindheit zusammenwirken. Zum Ersten sehen wir die Abwertung von Gefühlen an sich. Die Betroffenen stufen Gefühle als störend, kompliziert und überflüssig ein. Andererseits haben sie auch nie gelernt, Gefühle zuzulassen, zu spüren oder gar zu empfinden.

Ein Beispiel: Herr B. war ursprünglich Büromaschinenmechaniker und hat sich durch viel Engagement und Ehrgeiz zum Computerspezialisten hochgearbeitet. Sein ganzes Leben ist auf Funktionieren orientiert. Er ist verheiratet und hat mit seiner Frau zwei Kinder. In den letzten Monaten spiele sein Körper „verrückt". Er leide unter wechselnden Schmerzzuständen in verschiedenen Muskelbereichen des Körpers, aber auch der Gelenke. Zwischendurch sei er durch heftige Kopfschmerzen behindert. Auch der Magen und der Darm seien in Mitleidenschaft gezogen, er habe weniger Appetit, leide unter Völlegefühl, Blähungen und Verdauungsstörungen. Zeitweise spüre er Herzrasen, Druck auf der Brust und Atemnot.

Das Interessante an der Sache war, dass Herr B. an sich selbst zwei Maximen stellte. Erstens: die Leistung. Zweitens: das Funktionieren. Dieselben Ansprüche stellte er, wie Sie wohl richtig annehmen, mit beinharter Konsequenz an die Ärzte, bei denen er in Behandlung war. Diese hatten nach seinem Dafürhalten die Aufgabe, die Leistungsfähigkeit wieder herzustellen und damit zu ermöglichen, dass er wieder problemlos funktioniert. Er war auch über lange Zeit nicht bereit, sich auf emotionale Themen, wie Überforderung, Konflikte in der Beziehung und ähnliche menschliche Probleme, einzulassen. Er lehnte diesen Bereich grundsätzlich ab.

Er hatte schon eine ziemlich lange Odyssee an Arztbesuchen hinter sich, eher er zu mir in Behandlung kam. Wir beleuchteten zuerst nur das Phänomen seiner Erkrankung an sich, konnten aber sehr rasch eine Verbindung zu seiner Erziehung herstellen. Bei seinen Eltern waren Gefühle unerwünscht. Im Vordergrund standen Botschaften wie „reiß dich zusammen", „sei nicht so wehleidig", „weine nicht", „gib Frieden", „sei nicht immer so schwierig" und Ähnliches. Auch körperliche Berührung war ihm vonseiten der Eltern fremd. Im Laufe der Therapie konnte Herr B. langsam Zugang zu seinen Sehnsüchten finden, zu dem Phänomen der leistungsunabhängigen Liebe, die dem Leistungsprinzip zur Seite gestellt wurde. Es wurde ihm klar, dass die körperliche Symptomatik Ausdruck eines emotionalen Defizits ist und es nicht der Natur des Menschen entspricht, nur für die Bereiche Leistung und Funktionieren zu leben.

Anhand dieses Beispiels sehen Sie, dass der emotionale Bereich bei Menschen mit Gefühlsblindheit zu kurz gekommen ist. Auch wenn man als Kind Sehnsucht nach Aufmerksamkeit, Geborgenheit, Liebe und körperlicher Nähe hatte, findet man sich mit der Zeit mit den Härtebotschaften der Eltern ab und macht sie zu seinem eigenen Lebenskonzept. Hier spielt ein wesentlicher Abwehrmechanismus eine Rolle, den Anna Freud benannt hat: Identifikation mit dem Aggressor. Nicht die eigene Sehnsucht ist schlussendlich spürbar, sondern die Identifikation mit der emotionalen Kargheit, verbunden mit dem Leistungsprinzip. Genau diese Prinzipien werden dann beinhart gelebt und nicht nur in der eigenen Familie, sondern auch mit Freunden und schlussendlich auch bei dem behandelnden Arzt zur Anwendung gebracht. Sie können erkennen, wie schwierig es sein wird, diese Mechanismen Schritt für Schritt zu beleuchten und klarzumachen, dass diese Form der Härte nicht mehr notwendig ist, sondern sich auch gegen die eigene Gesundheit richtet und eine deutliche Einschränkung in der Beziehungsfähigkeit bedeutet. Der Körper signalisiert, dass er so nicht weiterleben möchte. Er weist Sie darauf hin, dass es im Leben auch noch etwas anderes geben muss: etwas Schöneres, Liebevolleres und Erfüllenderes.

c) Das Symptom als Ausdruck eines Defizits einer geschichtlichen Entwicklung

Aus der Säuglingsforschung wissen wir, dass der Mensch von Anfang an nach Zuwendung, Aufmerksamkeit, Schutz, Geborgenheit und dem Versorgtwerden strebt. Gleichzeitig zeigen auch Säuglinge bereits das Bedürfnis nach Autonomie und Selbstbestimmung. Wir können leider auch oft erkennen, wie Sie gerade gelesen haben, dass diese Urwünsche nicht im notwendigen Maß befriedigt werden. In der weiteren Entwicklung sehen wir anhand der Bindungsforschung, dass die sicher gebundene Bindung jene Form ist, welche den Menschen in die Lage versetzt, zu einem beziehungsfähigen, psychisch und körperlich gesunden, eigenständigen, fürsorglichen und hilfsbereiten Menschen zu werden. Bei der Analyse von Bindungsmustern von Menschen mit somatoformen Störungen müssen wir erkennen, dass etwa drei Viertel der Betroffenen ein unsicher-vermeidendes Bindungsmuster in ihrer Kindheit erleben mussten. Das zeigt, wie früh bereits die Weichen für spätere psychische Störungen gestellt werden.

So schreiben Elisabeth Waller und Carl Eduard Scheidt in ihrem Artikel „Somatoforme Störungen und Bindungstheorie": „Sicher gebundene Kinder rechnen bei Aktivierung ihres Bindungssystems mit einfühlendem Verhalten der primären Bindungsperson und können in Folge dessen bei Beunruhigung relativ konfliktfrei Trost und Unterstützung suchen und erfahren. Unsicheren Bindungsstrategien liegen Erwartungsstrukturen zugrunde, die eine abweisende oder inkonsistente, im schlimmsten Fall furchteinflößende Reaktion der Bindungsfigur vorhersagen, wenn von dem Kind nähe- oder kontaktsuchendes Verhalten gezeigt wird. Folglich erwartet das Kind bei einer Aktivierung seines Bindungssystems einen unlösbaren Konflikt, verbunden mit einem schmerzhaften Affekt, der keine Beruhigung erfährt". Vorliegende Untersuchungen zeigen, dass Patienten mit somatoformen Störungen zu einem hohen Prozentanteil in ihrer Kindheit ein unsicheres Bindungsverhalten erfahren haben.

Ein Beispiel: Frau S. ist Kindergärtnerin. Sie kommt zum psychosomatischen Erstgespräch mit einer Fülle von Beschwerden. Sehr belastend sei die nervöse Blase, sie habe immerzu das Gefühl, aufs Klo gehen zu müssen und gleichzeitig das unangenehme Empfinden, ständig eine geringe Menge Harn zu verlieren, sodass sie sich dauernd verkrampft fühle. Weiters leide sie unter Bauchschmerzen beziehungsweise Darmkrämpfen und erzählt, dass sie eine Fructose- und Lactoseintoleranz habe. Damit sei ihr Speiseplan äußerst eingeschränkt. Sie ernähre sich aber ohnehin nur in kleinsten Portionen, da sie sonst deutliche Kreislaufprobleme bekomme, mit Herzrasen und Schwindelgefühlen, wenn sie zu viel esse. Ein weiteres großes Problem seien die wandernden Schmerzen. Einerseits strahlen sie von der Halswirbelsäule aus in den Hinterkopf bis zur Stirn, andererseits spüre sie aber auch Schmerzen, wechselnd in der Schulter, in den Ellbogen, Gelenken, aber auch in der Hüfte oder im Knie. Außerdem leide sie unter Augenbeschwerden, sie sei Stammkundin bei verschiedensten Ärzten, eine Erklärung für ihre Beschwerden konnte jedoch nicht gefunden werden.

Für den Psychosomatiker ist deutlich spürbar, dass Frau S. Schutz, Geborgenheit, Klarheit, Stärke und Beistand sucht. Sie erzählt, dass sie ein Einzelkind sei. Ihre Eltern seien beide Lehrer gewesen, immer sehr korrekt und auf Ordnung bedacht. Sie selbst sei immerzu kränklich gewesen. Sie könne sich nicht daran erinnern, dass es in ihrer Familie körperliche Berührung gegeben habe. Weder Umarmung noch Schoßsitzen oder Kuscheln vor dem Fernseher seien möglich gewesen. Von klein auf habe sie Untersuchungen bei Ärzten über sich ergehen lassen müssen, da die Eltern sehr ängstlich und besorgt gewesen seien.

Hier sehen wir, wie defizitär ein ganzes Familiensystem sein kann. Schon die Eltern zeigten einen deutlichen Mangel an Rollen, die Schutz, Geborgenheit und Liebe vermittelt haben. All dies wurde an das medizinische System delegiert. Eine Heilung ist auf dieser Schiene natürlich nicht möglich. Erst eine jahrelange, aufwändige Psychotherapie könnte Frau S. helfen, diese positiven, schützenden und liebevollen Rollen in sich selbst zu finden, aufzubauen und zur positiven Anwendung zu bringen.

Das emotionale Defizit muss jedoch nicht schon in der Kindheit ihren Ursprung haben. In vielen Fällen von Burn-out-Verläufen sehen wir, was ein jahrelanges Vernachlässigen der liebevoll gebundenen Beziehungsfähigkeit bewirken kann. Herr J. ist das mittlere von fünf Kindern. Er wuchs auf einem Bauernhof auf und erzählt, dass seine Kindheit und Jugend ihm in positiver Erinnerung seien. Er habe auf dem Bauernhof der Eltern viel mithelfen können und habe einen sehr innigen und liebevollen Kontakt sowohl zu den Eltern als auch zu den Geschwistern gehabt. Er habe Koch gelernt und sei besonders talentiert gewesen. Aus diesem Grund habe er bei verschiedensten Spitzenköchen in Vier-Hauben-Restaurants gearbeitet. Er habe eine Frau kennen- und liebengelernt, mit ihr zwei Kinder bekommen. Die negative Entwicklung habe begonnen, als er selbst einen Gasthof gekauft habe, dies sei natürlich nur mit entsprechenden Schulden möglich gewesen. Er sei praktisch in der Arbeit aufgegangen, habe sich über lange Zeit sehr wohlgefühlt und die Vorwürfe seiner Frau ignoriert, die sich vernachlässigt gefühlt und auch beklagt habe, dass er zu wenig Zeit für die Kinder aufbringe. Er selbst sei jedoch von seinen Pflichten gefangen gewesen und habe sich emotional nicht mehr auf andere Menschen einlassen können – weder auf seine Familie noch auf seine Freunde.

Schließlich habe er massive Schlafstörungen entwickelt und ziehende Schmerzen im Körper. In den Beinen spüre er ständig einen Ameisenhaufen und ein Zucken, als ob sich kleine Blitze entladen würden. Auch Muskelgruppen zucken immer wieder, ohne dass er es beeinflussen könne. Ähnliche Empfindungen habe er auf der Kopfhaut, verbunden mit wiederkehrenden Schauern, die sich über den ganzen Körper ausbreiten. Seine Sorge sei gewesen, dass er eine Borrelieninfektion erlitten habe oder vielleicht eine andere neurologische Erkrankung wie Multiple Sklerose. Er sei bereits bei den verschiedensten Ärzten gewesen, man habe jedoch nie etwas Pathologisches feststellen können. Jetzt könne er langsam einsehen, dass er eine Fehlentwicklung durchgemacht habe. Er leide unter Schuldgefühlen, besonders seiner Frau und den Kindern gegenüber, wisse sich jedoch nicht mehr wirklich zu helfen, da er durch die jahrelange Gefühlsstarre keinen Zugang zu seinen Gefühlen, wie er sie noch in seiner Jugend erleben durfte, finden könne.

Wir sehen also, wie sehr der Mensch in allen Lebensphasen erfüllte Beziehungen braucht, um gesund zu bleiben. Es geht jedoch nicht nur um die Beziehung zum anderen, sondern auch um die Beziehung zu sich selbst. Wenn man sich ganz in den Dienst einer Sache stellt, läuft man Gefahr, die Beziehung zu sich selbst zu verlieren. Der liebevolle Umgang mit sich selbst, der positive innere Dialog sind das Fundament eines gesunden Seelenhauses. Wir sprechen von inneren komplementären Rollen, die bewirken, dass wir zu emotionaler Autonomie finden und Abhängigkeiten überwinden können. Jeder Mensch hat ängstliche Anteile in sich und diese brauchen auf der inneren Bühne schützende Rollen, die Mut machen und Stärke vermitteln. Genauso hat jeder von uns traurige Anteile, die wiederum einen inneren Tröster auf den Plan rufen müssen. Wütende Anteile benötigen hingegen einen inneren Beruhiger und so fort.

Viele Erlebnisse aus der Kindheit werden uns in Gesprächen mit dem Partner, mit Freunden und speziell im Rahmen einer Psychotherapie bewusst werden. Betonen möchte ich jedoch gleich, dass es sehr entscheidend ist, wie wir mit diesen Erlebnissen umgehen. Als erwachsene Menschen sind wir in der Lage, diese zu bewältigen, Defizite auszugleichen und in positive Rollen zu schlüpfen und das Negative zu überwinden.

d) De- und Resomatisierungstheorie

Wie sehr früh erlebte Szenen in der Kindheit das psychosomatische Wohlbefinden prägen, zeigt die De- und Resomatisierungstheorie von Max Schur. Dieser war ein Zeitgenosse Sigmund Freuds und hat betont, dass in der Entwicklung des Menschen zu verschiedenen Zeiten verschiedene Organe im Mittelpunkt der Aufmerksamkeit stehen. So wie Freud zeigt er auf, dass zu Beginn des Lebens der Mund mit dem Verdauungstrakt und die Haut im Mittelpunkt der Aufmerksamkeit stehen. Freud nannte diese

Phase oral-dermatale Phase. Entscheidend ist nun die Interaktion zwischen dem Säugling und den primären Bezugspersonen. Wenn wir uns zuerst auf die Haut konzentrieren, so ist klar, dass der Mensch von Geburt an bestimmte Bedürfnisse hat. Er möchte gestreichelt und gehalten, geküsst und liebkost werden, und viele Kinderspiele wie „Krabbelt ein Mäuschen übers Häuschen ..." oder die Nasen aneinander reiben, Bauchi blasen oder Zehen knabbern bewirken eine ausgelassen herzliche und lustige Spielsituation und Begegnung. Kinder jauchzen vor Vergnügen. Wie wichtig der Hautkontakt ist, wird auch zunehmend durch die neue Forschung mit Frühgeborenen klar. Die Theorie geht dahin, dass im Sinne des Körpergedächtnisses das Organ Haut mit positiven Szenen aufgeladen, sozusagen beseelt wird. Dass diese Zuwendung phasenspezifisch sein muss, ist ebenfalls klar. Niemandem wird einfallen, mit einem Fünfjährigen ähnliche Spiele zu spielen wie mit einem Kind, das erst neun Monate alt ist.

Ähnlich sind der Mund und der Magen-Darm-Trakt zu bewerten. Mit dem Mund erfährt der Säugling die Welt. Das Wichtigste ist natürlich das Stillen oder das Gefüttertwerden mit dem Fläschchen. Hier geht es nicht nur um Nahrungsaufnahme, sondern um Zuwendung, um das Aufeinander-bezogen-Sein, um Freude und Stolz. Das ist der Ursprung der Psychosomatik, die direkte Verbindung von Körper und Psyche. Wie leicht diese Szene gestört werden kann, zeigt sich, wenn man als Mutter oder Vater gestresst ist, wenig Zeit hat, weil man ständig unter Termindruck steht. Die Harmonie ist gestört und wirkt sich sofort in funktionellen Störungen beim Baby aus. Es verschluckt sich, erbricht das eben Getrunkene oder verweigert überhaupt die Nahrungsaufnahme, schreit und ist unzufrieden. Im Prinzip fordert das Baby schon die harmonische Szene ein und auch der Verdauungstrakt braucht diese Ordnung, um regelrecht funktionieren zu können. Hier sehen wir, wie eng Psyche und Körper miteinander verbunden sind. Das Seelische wird über körperliche

Aktion im Sinne von Füttern vermittelt und beide Bereiche sind richtiggehend ineinander verwoben.

In einer ganz ähnlichen Interaktion zwischen Kind und Bezugspersonen ist die Entwicklung des Bewegungs- und Stützapparates zu sehen. Wenn das lebendige Kind sich als Überforderung wahrnimmt, wenn es die Ängste der Eltern spürt, dass etwas Schreckliches passieren könnte, dass es herunterfallen und sich verletzen könnte oder auch nur, dass es lästig ist, dann wird dieses Kind nicht mit der ausgelassenen Selbstverständlichkeit strampeln, hüpfen, laufen, herumtollen, auf der Rutsche rutschen, auf Bäume klettern wie ein anderes Kind, das mit Achtsamkeit, aber auch mit Freude und Stolz von den Eltern begleitet wird.

Ähnlich selbstverständlich und freudvoll oder überängstlich und besorgt können auch Organe wie die Lunge oder das Herz begleitet werden. Immer werden sich bestimmte Szenen im Unbewussten des Kindes abbilden und das Handeln im Laufe des Lebens wird aus diesen Erlebnissen heraus beeinflusst sein.

e) Liebe deinen Nächsten wie dich selbst

In der Psychotherapie wird der christliche Satz „Liebe deinen Nächsten wie dich selbst" gerne verwendet, aber in einer anderen Weise betont als üblich. Diese Aufforderung birgt nämlich auch die in unserer Gesellschaft eigentlich häufig als verpönt geltende Eigenschaft, dass man auch sich selbst lieben muss. Wenn wir mit Kälte und Strenge erzogen worden sind, neigen wir oft dazu, nur das Wohl der anderen zu beachten und uns für diese Aufgabe aufzuopfern. Dann stellen wir uns ganz in den Dienst dieser Sache und verlieren uns dabei häufig selbst aus den Augen. Diese Fehlsteuerung kann über viele Jahre durchaus ein Erfolgsrezept sein. Beruflicher Erfolg, gesellschaftliche Anerkennung, Dankbarkeit von den Mitmenschen können über lange Zeit ein guter Ausgleich sein – nur entspricht dieses Modell nicht dem Wesen des Menschen. Patienten, die an einem Burn-out leiden, erzählen genau diese Verläufe. Der Arbeitseinsatz lohnt sich vorerst. Er ist mit Erfolg und Anerkennung gepaart. Zunehmend werden jedoch jene Dinge, die man für sich selbst tut, die einem das Leben schön gestalten und die letzten Endes untrennbar mit der eigenen Persönlichkeit verknüpft sind, einfach weggestrichen. Man hat keine Zeit mehr, zu musizieren, Ausflüge zu machen, Freunde zu treffen oder anderen Hobbys nachzugehen. Die Freude an der Natur, Theaterbesuche, Kino und Konzerte werden ebenso nebensächlich. Diese Menschen beschreiben als Ergebnis dieses Prozesses, dass sie sich hohl fühlen. Wie eine Röhre, die nur aus der Wand besteht und innerlich leer ist. Ein grässliches Gefühl, wenn man als Betroffener keine Freude mehr empfinden kann! Der Erschöpfungszustand ist so groß, dass der vermehrte Arbeitseinsatz nicht mehr möglich ist – und alles andere hat man ja verlernt. Selbst mit liebevollen Zusprüchen kann man dann nichts mehr anfangen, da alles plötzlich entfremdet erscheint.

Es muss jedoch nicht das Burn-out-Syndrom sein. Viele Menschen entwickeln ein Schmerzsyndrom, und zwar als Folge ihres Unvermögens, gut auf sich selbst zu achten und sich selbst zu lieben. Kreuzschmerzen, Kopfschmerzen oder ein Fibromyalgie-Syndrom können die Folge sein. Die Unfähigkeit, auf sich selbst achten zu können und für sich selbst zu sorgen, kann auch aus einer überfürsorglichen Erziehung resultieren. Wenn die Rolle der versorgenden Instanz bei der Mutter oder dem Vater bleibt – wenn diese also für Tätigkeiten wie Putzen, Waschen, Bügeln, Kochen und Ähnliches ausschließlich zuständig bleiben –, so gewöhnt sich das Kind an diesen Zustand und es fällt ihm schwer, sich vom „Hotel Mama" zu lösen. All diese Rollen, die zur Selbstständigkeit dazugehören, müssen dann erst erlernt werden. Was gar nicht so leicht fällt, da der Betroffene es als gottgegeben versteht, dass er versorgt wird. Im emotionalen Bereich sind ähnliche Mechanismen zu beobachten. Auch hier tendieren Menschen ein Leben lang dazu, sich von der Liebe und Fürsorge der Eltern abhängig zu machen. Das Ziel kann jedoch nur sein, dass man autonom wird – und zur Autonomie gehört eben auch unbedingt, sich selbst zu lieben.

f) Mangel an leistungsunabhängiger Liebe

Die Selbstliebe ist eng mit einem weiteren Phänomen verknüpft: mit der leistungsunabhängigen Liebe. Wir leben in einer Leistungsgesellschaft und das bringt auch wesentliche Vorteile. Leistung wird belohnt und geachtet. Dieses an sich positive Faktum hat aber einen ganz entscheidenden Haken. Der Mensch möchte nicht nur wegen seines Erfolges oder seiner Leistung, seines großen Autos und seiner dicken Brieftasche geliebt werden, sondern was Menschen zu mindestens 50 Prozent verbindet, ist die Sympathie, die Wellenlänge, die Freude an der Existenz des anderen – ohne dass man dabei auf die Leistungstabelle blicken muss.

In der Kindheit war uns die leistungsunabhängige Liebe noch am ehesten vertraut und bewusst. Ich glaube, ich trete niemandem zu nahe, wenn ich behaupte, dass Säuglinge nach der Geburt ganz objektiv betrachtet nicht besonders hübsch aussehen – aber trotzdem ist jeder dieser kleinen, verschrumpelten süßen Racker für seine jeweiligen Eltern ganz ohne Zweifel das allerschönste Baby auf der Welt. Die Freude über die Existenz des kleinen Geschöpfes überstrahlt alles. Man freut sich über seine Ureigenschaften, etwa wie es schaut, wie es lächelt, wie es strampelt, und begleitet jeden weiteren Entwicklungsschritt mit enormer Begeisterung. Erst mit der Zeit gesellt sich der Leistungsaspekt dazu. Natürlich vergleichen die Eltern die Entwicklung ihres Kindes mit jener der anderen Kinder. Sie sind stolz darauf, wenn es die ersten freien Schritte tut und spätestens im Kindergarten gibt es schon den offiziellen Leistungsvergleich. So wichtig Leistung ist, so klar müssen wir erkennen, dass im Seelenhaus, in einer tieferen Etage, die leistungsunabhängige Liebe ihren Platz hat und unbewusst auch zu ihrem Recht kommen möchte. Gerade Menschen, die aufgrund einer Erkrankung Leistungseinbußen hinnehmen müssen, reagieren zumeist sofort mit der Leistungsfrage: „Was bin ich jetzt noch wert? Werde ich jetzt noch geachtet, geschätzt und geliebt?" Spätestens dann müssen wir dieses Phänomen wieder kennenlernen und aktivieren, und als Arzt und Psychotherapeut kann ich bestätigen, dass dieses Phänomen gerade bei einer Krankheit spürbar wird und zum Tragen kommt.

g) Die Opferrolle

Wenn aus wiederholten Kränkungen der Mangel an Zuwendung, Verständnis und Liebe oder aufgrund von traumatisierenden Erfahrungen körperliche Beschwerden im Sinne von „Krank ohne Befund" entstehen, neigt der Mensch dazu, sich vom Leben bestraft zu fühlen. Er beklagt sein Schicksal, sucht nach Schuldigen für seine miserable Situation. Dieser Mensch besteht dann hauptsächlich aus Vorwürfen und Schuldzuschreibungen und gerät in Gefahr, einen Großteil seiner Zeit und Energie für seine Anklagen und sein Lamentieren zu verwenden.

In der Opferrolle fühlt man dann nicht mehr die Kraft, die Probleme selbst in den Griff zu bekommen und zu lösen. Natürlich ist man geneigt, sich als Opfer zu sehen, wenn einem Unrecht widerfahren ist oder wenn man schlecht behandelt wurde, Wünsche und Sehnsüchte nicht wahrgenommen wurden. Die Opferrolle beinhaltet die Sehnsucht nach dem Ausgleich genau dieses Defizits oder dieser Kränkung durch einen anderen. Man möchte Trost, liebevolle Zuwendung und Verständnis für die durchgemachten Leiden. Damit gerät man jedoch unweigerlich in eine Abhängigkeitsposition. Aus meiner Praxis kann ich berichten, dass dieses Phänomen sehr häufig auftaucht, Menschen in der Opferrolle verharren und ewig auf den Trost und das Verständnis ihrer Mitmenschen warten.

Ein Beispiel: Frau D., eine Verkäuferin, ist seit Jahren wegen Wirbelsäulenbeschwerden mit einer entsprechenden Schmerzsymptomatik in der Muskulatur, aber auch in Armen und Beinen in Behandlung. Eine krankhafte Veränderung an der Wirbelsäule konnte nicht festgestellt werden. Alle Befunde waren o. B. Im Erstgespräch erzählt Frau D., dass sie ständig in irgendwelche Konflikte verstrickt sei. Ihre Chefin sei nicht nett genug zu ihr. Sie sei eine der besten Verkäuferinnen – aber das wirke sich auf das Verhalten der Chefin überhaupt nicht aus. Im weiteren Gespräch stellt sich heraus, dass sich ein Kommunikationsmuster in ihrem Leben festgesetzt hat. Sie bemühe sich, eine besondere Leistung zu bringen, sei es im Chor, in dem sie singt, oder mit den Nachbarn in einer Wohnsiedlung. Ihre Bemühungen empfindet sie in keinem dieser Fälle ausreichend wertgeschätzt. Sie fühle sich zurückgesetzt, gekränkt, versinke in Selbstunsicherheit und Selbstzweifeln. Dadurch müsse sie ihre Anstrengungen verdoppeln. Es sei ein ständiger Teufelskreis.

Sie sei alleinstehend, habe derzeit auch keinen Partner und mit ihrem vorigen Lebensgefährten habe sich ein ähnliches Drama abgespielt. Keiner sei in der Lage gewesen, sie zu beruhigen, sie zu retten oder zu befreien. Angesprochen auf die Eltern, schildert sie eine kritische, ständig beurteilende Mutter, der man es nie recht machen konnte. Ein Leben lang habe sie sich bemüht, aber es sei ihr nicht gelungen, Lob oder Anerkennung von der Mutter zu bekommen. Ihr Vater sei Beamter in der Landesregierung gewesen, ein Jurist, der sich emotional immer sehr zurückgehalten habe. Er wollte sich nicht in die Erziehung und Beziehung seiner Frau zur Tochter einmischen. Frau D. erzählt, dass sie eine jüngere Schwester habe, diese habe sich aber vollkommen von zu Hause gelöst, sei verheiratet, lebe in Wien über 300 Kilometer entfernt ihr eigenes Leben. Sie kümmere sich auch nicht mehr um die Eltern. Sie selbst klebe jedoch an ihnen und habe die Hoffnung nicht aufgegeben, dass sich noch etwas zum Positiven wenden könne.

Diese Chance ist aus der Sicht des Psychotherapeuten jedoch eher gering. Das Ziel der Therapie wird viel eher sein, aus der Rollenerwartung und der Sehnsucht nach Lob und Anerkennung durch die Außenwelt wegzukommen und damit auch die Opferrolle aufgeben zu können. Über weite Strecken müssen wir damit leben, dass die Welt karg ist, dass Lob, Anerkennung und Zuwendung zur Mangelware gehören.

Die Frage dabei ist stets, wie gut wir lernen, uns Trost, liebevolle Zuwendung, Verständnis, Anerkennung und Lob selbst zu geben. Wie wir diesen inneren Dialog genauso wertschätzen und würdigen können, so als ob diese Anerkennung von außen käme. Da jeder Mensch zum Wohlfühlen jedoch genau dieses Lob und diese Anerkennung verbunden mit Aufmerksamkeit, Wertschätzung, Liebe braucht, ist es unverzichtbar, dies auf der inneren Bühne zu erlernen (siehe dazu die Übungen zum Aufbau des Seelenhauses, S. 210 ff.). Aus der neu gewonnenen Autonomie fällt es dann wesentlich leichter, ein neues Beziehungsangebot auf der Außenbühne zu machen.

h) Mangel an Problemlösungsbereitschaft

Dieser Mangel ist eng mit der eben beschriebenen Opferrolle verknüpft. Es gehört zum Leben, dass Probleme auftauchen. Dagegen ist niemand gefeit. Die Frage ist nur, wie wir mit diesen Problemen umgehen. Sir Karl Popper hat ein Buch mit dem bezeichnenden Titel „Alles Leben ist Problemlösen" geschrieben. Diese Fähigkeit ist eine der wichtigsten, um das Überleben zu garantieren, dies betrifft nicht nur den Menschen, sondern genauso die Tierwelt. Wir wollen jedoch nicht nur überleben: Wir wollen auch in der Lage sein, Probleme genussvoll lösen zu können und uns das Leben schön zu gestalten. Dazu ist es notwendig, dass wir uns bewusst mit der aktiven Problemlösungsbereitschaft auseinandersetzen. Taucht ein Problem auf, ist man gut beraten, nicht zu warten, dass der andere dieses löst. Viel sinnvoller ist es, sich aktiv, mit einer gesunden Portion positiver Aggression, an die Lösung des Problems zu machen. Die positive Bewältigung von Problemen kann ein Glücksfaktor sein, das Erfolgserlebnis beschwingt und beflügelt. Dafür ist es jedoch unabdingbar, das Problem als interessante Herausforderung prinzipiell zu bewerten. Erst dann sind wir auf der richtigen Schiene. Wenn wir beim Auftauchen eines Problems bereits ächzen und stöhnen, lamentieren und beginnen, nach dem Schuldigen zu suchen, wird die Problemlösung in weite Ferne rücken. Und wenn Ihnen der Titel von Poppers Buch „Alles Leben ist Problemlösen" ein bisschen zu mühsam klingt, dann möchte ich Ihnen ein Zitat von Marcel Pagnol ans Herz legen. Die Fähigkeit, Probleme genussvoll anzugehen, hat dieser französische Schriftsteller und Regisseur so zusammengefasst: „Das Leben ist nicht das Problem. Das Leben ist die Lösung." Sich der Tatsache bewusst zu sein, dass man mit dem Leben „beschenkt" wurde, dürfte manchen die Betrachtung von vermeintlichen Problemen wesentlich erleichtern.

i) Wer führt Regie? Die Selbstwirksamkeit

Die beiden vorherigen Beschreibungen der „Opferrolle" und des „Mangels an Problemlösungsbereitschaft" führen uns direkt zu zwei Fragen: „Hat mich die Krankheit im Griff? Oder kann ich selbst die Krankheit in den Griff bekommen?" Gesund sein und gesund werden – das muss man wollen. Genauso wie es einen aktiven Beschluss geben muss, um glücklich zu sein. Diese Erkenntnis hat übrigens der französische Schriftsteller und Philosoph Voltaire in einem einfachen Satz zusammengefasst. Er schrieb: „Da es sehr förderlich für die Gesundheit ist, habe ich beschlossen, glücklich zu sein." Für die Betroffenen werden diese Aussagen vielleicht wie ein Hohn klingen. Zu weit weg erscheint ihnen dieses Ziel. Der erste Schritt ist jedoch, dass man sich auf diese Überlegungen einlässt und sich Anregungen holt, welche Schritte notwendig sind, diesem Ziel näherzukommen. Genaue Anleitungen dazu habe ich in meinen Büchern „Keine Angst vor dem Glück" und „Was die Seele glücklich macht" ausformuliert. Ich möchte sie hier nicht noch einmal in der Ausführlichkeit wiederholen. Nur so viel sei gesagt: Ein leidender Mensch neigt dazu, sich in sein Leid zu verstricken, die Beschwerden und die Krankheit in den Mittelpunkt seiner Aufmerksamkeit zu stellen. Hier ist der Einzelne im selben Dilemma gefangen wie die Medizin. Der Arzt ist der Pathogenese verpflichtet. Das heißt, er muss ergründen, woher die Krankheit kommt und welche Möglichkeiten es gibt, diese zu bekämpfen. Damit ergibt sich jedoch automatisch, dass man die Krankheit in den Mittelpunkt der Aufmerksamkeit stellt und auf den anderen wichtigen Teil – auf die Salutogenese – vergisst. Die salutogenetische Sichtweise bedeutet, den gesunden Anteilen besonders viel Aufmerksamkeit zu widmen, diese zu betonen und herauszustreichen. Es geht um die Beantwortung dreier Fragen: „Was macht mich gesund?" – „Was hält mich gesund?" – „Was macht mich glücklich?"

In unseren Breiten leben wir eigentlich in einem Paradies. Es gilt nur die paradiesischen Möglichkeiten wahrzunehmen und diese dann zu nützen. Wir sind aber eher geneigt, darauf zu achten, was wir nicht haben. Diesen Mangel beklagen wir dann und sehen nur noch, dass es dem anderen besser geht als mir selbst. Das verbaut uns die Möglichkeit, genussfähig zu sein. Es ist eine große Kunst, jene Möglichkeiten zu erkennen, die uns tatsächlich zur Verfügung stehen und bloß darauf warten, ergriffen und genützt zu werden.

In einem Vortrag mit dem Titel „Glück in einer begrenzten Welt" habe ich diese Gedanken genauer ausführen dürfen. Das Königreich Bhutan hat etwa als eines der gesundheitspolitischen Ziele das Bruttonationalglück aufgenommen. Die Idee, das Konzept des Bruttonationalglücks zu entwickeln, kam König Jigme Singye Wangchuck bei einem Interview, wo ihm vorgeworfen wurde, dass das Bruttonationalprodukt des Landes so niedrig sei. Er hat das Thema „Glück" zu einem zentralen politischen Anliegen gemacht und das Bruttonationalglück als wichtiger definiert als das Bruttonationalprodukt. Dies ist auch wichtig, da das Königreich in der nächsten Zeit sicherlich eine enorme Entwicklung durchmachen wird und dieser Fortschritt und die damit verbundene Dynamik „verkraftbar" sein müssen. 80 Prozent der Menschen in Bhutan leben von der Landwirtschaft. Landwirtschaftliche Maschinen sind – bis auf einige Ausnahmen – so gut wie unbekannt. Die Bhutaner leben heute noch so, wie wir es vor etwa hundert Jahren taten.

Durch die zunehmende Verbreitung des Fernsehens bekommen die Bewohner Bhutans nun immer öfter Eindrücke von der glitzernden Welt der westlichen Industriestaaten. Sehnsüchte werden geweckt. Es ist also dringend notwendig, die Entwicklung Schritt für Schritt einzuleiten und zu ermöglichen. Dazu sind alle Bewohner Bhutans aufgefordert, bei allem Fortschritt stets darauf zu achten, dass das innere Gleichgewicht, das innere Glück, erhalten bleibt. Jeder technische Fortschritt, jede bauliche oder handwerkliche Tätigkeit sollte möglichst genossen werden. Eine eigene staatliche Glückskommission hat die Aufgabe, die Einhaltung der Regeln zu überprüfen, immer wieder dazu anzuleiten und auch den Glückszustand der Bhutaner zu messen. Dazu gehört auch, dass der vernünftige Umgang mit der Zeit ein wesentlicher Glücksfaktor ist.

Die zentrale Herausforderung besteht darin, zu erkennen, wie der Mensch seine materielle Armut ertragen und dabei trotzdem glücklich sein kann.

Ein anderes Phänomen können wir aus einer Studie ablesen, die sich mit Menschen beschäftigt, die an einem Locked-in-Syndrom leiden. Diese Personen sind aufgrund einer neurologischen Erkrankung nicht in der Lage, sich kontrolliert zu bewegen. Sie können mit ihrer Umwelt auch nicht verbal Kontakt aufnehmen. Ihr Gehirn funktioniert allerdings völlig ungestört. Kommunizieren können sie nur, indem sie mit ihren Augenlidern zwinkern beziehungsweise indem sie die Augen bewegen. In dieser Studie wurden die Betroffenen befragt, ob sie ihr Leben als lebenswert empfinden. Weiters wurde ihnen die Frage gestellt, ob sie glücklich sind. Die überraschende Antwort: 72 Prozent der befragten Patienten mit Locked-in-Syndrom gaben an, tatsächlich glücklich zu sein. Was schließen wir daraus? Es gibt also zweifellos ein inneres Glück – selbst bei einer so schweren Erkrankung. Zum Teil wird dieses Glück natürlich auch von der äußeren Bühne, von der Fürsorge, von der liebevollen Pflege und ähnlichen Zuwendungen abhängig sein. Ein guter Teil dieses Glücksgefühls muss jedoch auch auf die positive Regie von uns innewohnenden Gedankengängen zurückgeführt werden.

j) Delegation der Verantwortung an den Arzt

Gerade wenn bei körperlichen Beschwerden keine organmedizinische Erklärung gefunden werden kann, ist es entscheidend zu wissen, dass nur eine gemeinsame Übernahme der Verantwortung zur Lösung des Problems führt. Ein wesentliches Anliegen dieses Buches besteht darin, Ihnen Einblicke in die Hintergründe der Krankheit zu vermitteln. Damit soll es Ihnen leichter gelingen, Ihren eigenen Anteil an dem Gesundungsprozess zu erkennen. Denn die Delegation der Verantwortung an den Arzt führt in eine Sackgasse. Es ist anders als in der Organmedizin, in der Ihnen der Arzt etwa bei einer bakteriellen Entzündung das richtige Antibiotikum verschreibt. Damit werden Sie gesund, ohne dass Sie sich großartig über Ihre Heilung Gedanken machen zu müssen.

Bei dem Phänomen „Krank ohne Befund" liegt der Gesundwerdungsprozess wesentlich stärker bei Ihnen selbst. Sie müssen lernen, umzudenken und für Ihre Gesundung selbst den größten Teil der Verantwortung übernehmen. Der Arzt oder Psychotherapeut kann dabei nur die Funktion eines Beraters und Entwicklungshelfers übernehmen. Den Weg zur Heilung müssen Sie aber selbst gehen.

Wie wichtig die eigene aktive Gestaltung des Gesundungsprozesses ist, sollen Ihnen zwei Beispiele veranschaulichen:

Herr M. lag nach einem schweren Unfall auf der Unfallchirurgie. Sein rechtes Bein wurde durch einen Fixateur extern gestreckt. Das ist ein Gerät, das bewirken soll, dass die komplizierten Knochenbrüche durch ein Gewicht gestreckt werden und damit – ruhig gestellt – heilen sollen. Auch sein rechter Arm war eingegipst und in einem Drahtgestell befestigt. Herr M. klagte über heftigste Schmerzen, welche selbst durch Höchstdosierung an Schmerzmitteln nicht positiv beeinflusst werden konnten. Im Gespräch stellte sich heraus, dass Herr M. sich für seine verletzten Gliedmaßen schlicht und einfach nicht mehr zuständig fühlte. Er war fixiert auf seine Wut, die er dem behandelnden Team entgegenbrachte, das ihm keine Schmerzfreiheit verschaffen konnte. Auch auf seinen schmerzhaften Arm und sein Bein war er wütend. Daraufhin erklärte ich ihm, dass Hass und Wut keine Schmerzlinderung bewirken können und er sich damit in einem Fehlerkreis befinde. Erkrankte Organe brauchen liebevolle Zuwendung und Fürsorge. Nach einem längeren Motivationsgespräch leuchtete Herrn M. das auch ein. Nun versuchten wir folgende Übung: Gemeinsam nahmen wir Kontakt mit dem rechten Arm auf. Wir machten einen virtuellen Spaziergang von der Schulter in den Oberarm und legten besonderen Wert auf das Spüren. Als Nächstes wurde der Ellbogen begrüßt, dann der Unterarm, bis hin zur Hand und den Fingern. Ich wollte in Herrn M. eine liebevolle Zuwendung zu seinem Arm und eine Dankbarkeit erzeugen, weil der Unfall noch schwerwiegendere Folgen hätte haben können. Eine ähnliche Prozedur führten wir mit dem Bein durch. Vom Becken aus begannen wir die emotionale Zuwendung in den Oberschenkel zu legen, wanderten dann weiter zum Knie, versuchten dieses zu trösten und zu beruhigen, wie ein Kind, wanderten dann weiter in den Unterschenkel bis zum Fuß und schließlich zu den Zehen. Es ging bei dieser Anleitung darum, dass Herr M. in Kontakt zu seinen Gliedmaßen kam und einen liebevollen Dialog aufbaute. Es war ein absoluter Versöhnungsprozess, der hier stattfand. In der Folge war dann nur mehr eine geringe Dosis an Schmerzmitteln notwendig. Für das behandelnde Team grenzte der Erfolg meiner Intervention an Zauberei.

Einen ähnlichen Erfolg brachte die Arbeit mit einer Patientin, die eine besonders schwere Handverletzung erlitten hatte. Solange sie den Heilungsprozess in die Verantwortung der behandelnden Mediziner übertragen hatte, war dieser deutlich gestört. Sie beäugte kritisch distanziert, wie die Wundheilung nicht so verlief, wie es sich alle vorgestellt hatten. Auch hier konnte die liebevolle Zuwendung zur Hand mit dem positiven emotionalen Spaziergang bis zu den Fingerspitzen eine rasche und entscheidende Veränderung des Heilungsprozesses bewirken.

k) Falscher Umgang mit dem Organ

Menschen, die aufgrund ihrer Erziehung besonders streng, leistungsorientiert und perfektionistisch geworden sind, neigen dazu, mit dieser Grundhaltung auch an das Organ heranzugehen, welches schmerzt oder eine Funktionsstörung aufweist: etwa ein Schmerzsyndrom im Ellbogen oder im Kniegelenk oder Funktionsstörungen im Magen-Darm-Bereich, Herz oder Lunge. Mit Strenge, Wut und Hass ist jedoch – wie bereits erwähnt – keine Heilung zu erreichen. Hier biete ich den Betroffenen stets das Bild des inneren Kindes an. Der Schmerz ist der Schrei des inneren Kindes, der sich über das Organ eine Sprache verschafft. Wie würden Sie als liebevolle Mutter oder als liebevoller Vater mit einem leidenden Kind umgehen? Interessanterweise können sich auch Menschen, die sehr streng und hart erzogen wurden, dazu durchringen, zu erkennen, dass ein leidendes Kind Zuwendung, Fürsorge, Mitgefühl, Schutz und Geborgenheit benötigt. Nur mit dieser Grundeinstellung ist Heilung möglich (siehe Schoßplatz-übung, S. 218 f.).

l) Mangel an Abgrenzung

Viele Menschen neigen dazu, sich selbst zu wenig zu schützen und sich somit auch zu wenig abzugrenzen. Sie wollen es allen Menschen recht machen und trauen sich nicht, Nein zu sagen: Einerseits aus Pflichtbewusstsein, andererseits aus übertriebener Leistungsbereitschaft achten sie zu wenig auf sich und ihre eigenen Kraftreserven. Auf Dauer gesehen, kann das nicht gut gehen. Es führt zu Distresssymptomen, als Zeichen der Überforderung und der Rebellion des Körpers, der sich nicht weiter ausbeuten lassen möchte. Oder es führt zu einem komplexen Erschöpfungssyndrom mit körperlicher Beteiligung (siehe Burn-out-Syndrom, S. 158 ff.). Ich möchte deshalb, im Sinne der Prophylaxe, eine Lanze für die Fähigkeit der positiven Abgrenzung brechen. Ohne die gesunde Form der Abgrenzung ist es nicht möglich, einen eigenen Standpunkt beziehungsweise eine eigene Linie zu haben. Dies führt zur Grundsatzfrage: Lebe ich oder werde ich gelebt? Bin ich selbst in der Lage, mein Leben in die Hand zu nehmen, oder werde ich fremdgesteuert?

Die andere Form der positiven Abgrenzung ist der Schutz gegenüber giftigen, aggressiven und destruktiven Menschen. Es ist eine Tatsache, dass es diese Menschen auf der Welt gibt, und wir werden immer wieder mit ihnen in Kontakt kommen. Wer nicht gelernt hat, sich gut abzugrenzen, der wird sich von diesen Menschen kränken lassen. Er wird auch irgendwann aggressiv und wütend reagieren und in eine Konfliktspirale geraten. Was kränkt, macht krank. Wir müssen lernen, destruktive Menschen als Naturwunder oder „höhere Gewalt" zu betrachten. Davor kann man sich in einem bestimmten Rahmen auch schützen. Wenn es regnet, nehmen wir ja auch einen Regenschirm zur

Hand. Wenn es hagelt, dann suchen wir Schutz. Wir werden diese Menschen nicht leicht verändern können. Wir haben aber sehr viel Gestaltungsspielraum in unserer inneren Bühne (siehe Seelengarten, S. 197 ff.). Wir müssen lernen, genussvoll „Nein" zu sagen. Wir müssen die Täter enttarnen, wir müssen sie identifizieren und wir müssen lernen, uns vor ihnen zu schützen. Zuerst kommen die innere Sicherheit und Stabilität und dann das Lernen, wie man ein paar Schritte in Richtung Unabhängigkeit geht. Erst dann kann man sich Strategien überlegen, wie sich diese Täter auch bekämpfen lassen.

m) Das Symptom als Schutz

Körperliche Beschwerden wie Kopfschmerzen, Migräneanfälle, aber auch Herzschmerzen werden immer wieder in Konfliktsituationen „eingesetzt". Dies ist jedoch meist keine bewusste Strategie, sondern wird aus dem Unbewussten gesteuert. Sinnvoll für alle Beteiligten ist es daher, sich vorurteilslos mit den Hintergründen auseinanderzusetzen. Geht es um die Vermeidung eines Konfliktes, ist es der Ausdruck einer akuten Kränkung oder als Reaktion auf das Gefühl, zurückgesetzt zu sein, zu verstehen? Wenn es eingesetzt wird, um einen Streit zu unterbrechen, wird es sinnvoll sein, Strategien zu erlernen, die wir aus dem Konfliktmanagement kennen (siehe S. 190 ff.).

Unterbauchschmerzen bei Frauen wiederum dienen häufig als Schutz vor ambivalenter oder konfliktbeladener Intimität. Dies darf jedoch nicht pauschal angenommen werden, sondern es ist immer eine verständnisvolle, vorurteilslose Analyse notwendig, alles andere wäre eine glatte Unterstellung.

Wir müssen dem Symptom interessiert und neugierig gegenüberstehen, dankbar für die Botschaft sein, den Körper oder das Organ fragen, was er/es braucht, damit es ihm wieder besser geht. In der Psychotherapiemethode des Psychodramas wird im

Rahmen der Therapie tatsächlich ein Rollenwechsel empfohlen. Soll heißen: Der Patient soll sich in die Position des Körpers oder genau genommen in die Rolle des schmerzhaften Organs versetzen. Durch diese Übung wird klar, dass es im Körper verschiedene Botschaften gibt. Vom Gehirn gehen Durchhalteparolen aus: „Lass dich nicht gehen, halte durch, reiß dich zusammen." Der Körper ist erschöpft, ausgelaugt und will so nicht mehr weitermachen. Er fordert Verständnis, Aufmerksamkeit, Zuwendung, Versorgung und letzten Endes Liebe.

n) Die Krankheit als kommunikativer Faktor

Wer die Krankheit in dieser Weise einsetzt – und auch hier gilt es wieder den unbewussten Anteil zu betonen –, muss sich um den Gesprächsstoff keine Sorgen machen. Man tauscht sich aus: über Hüftleiden, Herzbeschwerden, Operationen und über ähnliches Ungemach und kommt so dem anderen in einer Weise näher, wie das sonst bei Gesprächen – etwa über Fußball, Kino oder Theater, über das Wetter oder die Politik – nicht so leicht möglich wäre. Es handelt sich bei einem Gespräch über empfundenes Leid nämlich um ein Anvertrauen von relativ persönlichen Dingen, womit durchaus Nähe zum anderen hergestellt wird. Dies kommt daher, weil wir nicht gelernt haben, wie wir uns dem anderen auf eine persönliche Weise nähern könnten. Einen Vorschlag dazu bietet die Psychodramatherapie. Diese Methode schlägt sogenannte Erwärmübungen vor, Strategien, die relativ rasch zu einer Verbundenheit mit dem Gesprächspartner führen. Hier lautet das Zauberwort „Lieblings-", etwa beim Austauschen über das jeweilige Lieblingstier und was wir damit verbinden. Oder wenn man über seine Lieblingsmusik, das Lieblingsbuch, das Lieblingstheaterstück oder seinen Lieblingsfilm spricht, entsteht in kürzester Zeit ein angenehmes Maß an Vertrautheit und Nähe.

o) Familientradition

Menschen, die in ihrer Kindheit gelernt haben, dass sie durch Ausbilden eines körperlichen Symptoms nützliche Helfer aktivieren können, greifen auch als Erwachsene in Zeiten der Belastung auf dieses Rollenmuster zurück. Es gibt Familien, in denen das Mitteilen von Beschwerden, Schmerzen oder Krankheit sofort ein kollektives Kümmern auslöst. Die Begegnung läuft über ein Rollenspiel von Leidendem und Helfendem oder Tröstendem oder Stützendem. Wir sehen auch, dass diese Verhaltensweise kulturspezifisch ist. Für Menschen aus dem südosteuropäischen Raum ist diese Form der Begegnung selbstverständlich und auch gut handhabbar. Im mitteleuropäischen Raum werden die Autonomie und Problembewältigung größer geschrieben und mehr belohnt. Rollenspiele von Leidendem auf der einen sowie Helfer und Tröster auf der anderen Seite rufen eher Unverständnis und Unwillen hervor.

p) Soziale Faktoren, Armut macht krank

Sowohl von den Ärztekammern als auch von den Armutskonferenzen wird regelmäßig darauf hingewiesen, dass Armut und Krankheit eng miteinander verknüpft sind. Martin Schenk, Sozialexperte der Diakonie Österreich und Mitorganisator vieler Armutskonferenzen, betont, dass die von Armut betroffenen Menschen ständig unter Druck leben und am Limit des gerade noch Kompensierbaren sind. Alles kostet Geld. Schon diese Tatsache allein stellt eine seelische Belastung für Menschen dar. Denn sie brauchen eine gesunde Wohnung, die nicht feucht ist. Sie bedürfen notwendigster Dinge zum Leben wie Nahrung oder Kleidung. Selbst kleine Freuden wie Kino, Sport oder gemeinsame Unternehmungen mit Freunden, die Freude an einem Haustier – all das kostet Geld. Fehlt dieses, dann entsteht ein enormer Stress, der einerseits durch die Sorgen um das Überleben bedingt ist, andererseits durch Scham und Angst vor Abwertung und Verachtung. Die Menschen fühlen sich ausgeschlossen und handlungsunfähig und ziehen sich aufgrund ihrer Minderwertigkeitsgefühle von den Mitmenschen zurück. Menschen aus sozial unterprivilegierten Schichten sind in einem wesentlich höheren Maße gefährdet, psychosomatisch zu erkranken, als Menschen aus sozial höheren Schichten. Armut bewirkt chronischen Distress (siehe Stresstheorie, S. 87 ff.) mit allen psychosomatischen Folgeerscheinungen, wie Kopfschmerzen, Schlafstörungen, Herz-Kreislauf-Erkrankungen, erhöhte Probleme mit dem Gelenks- und Stützapparat, Übergewicht sowie Alkohol- und Nikotinkonsum. Die Stimmung ist gedrückt, die Motivation, für sich selbst in gesunder Weise zu sorgen, sinkt. Wenn Arbeitslosigkeit hinzukommt, wird die Situation besonders dramatisch. Die Zahl der Erkrankten in dieser Gruppe ist um ein Drittel bis zur Hälfte höher als bei Beschäftigten im vergleichbaren Alter, die im Berufsleben stehen.

Dies stellt nicht nur ein österreichisches oder deutsches Problem dar, wie Armutskonferenzen in Wien und Salzburg oder die Untersuchung des Robert-Koch-Instituts in Berlin und die Studie der Technischen Universität Berlin belegen, sondern ein weltweites, wie ein Bericht der Weltgesundheitsorganisation WHO bestätigt.

q) Mangel an der transzendentalen Dimension

Sie werden sich vielleicht als Leser fragen, auf welche Weise ethische und religiöse Aspekte krankheitsbestimmend sein können oder sollen. Der Mensch in seiner impliziten Grundausstattung ist durchaus ein religiöses Wesen. 80 Prozent der Menschen glauben an eine höhere Macht und haben deshalb auch eine Vorstellung davon, dass es nach dem Tod in irgendeiner Weise weitergehen wird. Viele glauben auch, wenn auch nicht so bewusst wie an das

Leben nach dem Tod, dass es bereits ein Leben vor ihrer Geburt gab. Um zur inneren Ordnung, zur Harmonie und Ausgeglichenheit zu gelangen, ist es notwendig, dass jeder diese Fragen für sich selbst persönlich klärt.

Ist dies nicht der Fall, können chronische Distressphänomene auftreten wie bei jeder anderen Form chronischer Belastung. Die Angst vor dem Tod, vor der Bestrafung durch Krankheit und vergleichbare beunruhigende Themen werden mitunter zu einer wesentlich größeren Belastung.

Ähnlich verhält es sich mit den ethischen Fragen. Der Mensch braucht in seinem Leben eine ethische Aufgabe, einen Sinn, eine Erfüllung. Wir sehen das etwa bei Firmen, bei denen es nur um Gewinnmaximierung geht. Die Mitarbeiter fühlen sich mit der Zeit leer und ausgelaugt. Alles wird sinnlos und dieses Gefühl kann sich wiederum in organischen Funktionsstörungen, Schmerzen oder Beschwerden ohne Befund ausdrücken.

Dies versuche ich auch in meinen Trainings für Führungskräfte zu vermitteln. Die Mitarbeiter brauchen nicht nur eine gute Kommunikation und ein gutes Betriebsklima, sondern müssen auch den Sinn der Arbeit spüren können. Dadurch entsteht wesentlich mehr Arbeitsfreude und auch die Leistungsbereitschaft steigt, wie anhand vieler Beispiele dokumentiert werden kann.

Dritter Teil

Die verschiedenen Krankheitsbilder

Als wichtigste Botschaft möchte ich noch einmal betonen, dass aufgrund der unterschiedlichen Entstehungsmechanismen alle Organe und Organsysteme körperliche Beschwerden verursachen können, ohne dabei eine ausreichende organmedizinische Erklärung zu finden. Die häufigsten Krankheitsbilder werde ich im Folgenden beschreiben. Die Organwahl ist abhängig vom Auslöser. Einerseits gibt es Organe, die typischerweise bei einer Überaktivierung des Sympathikus (siehe S. 93 f.), durch Distress, Überforderung, Streitigkeiten und Konflikte in den Mittelpunkt treten, wie das Herz, die Lunge, aber auch Magen und Darm. Andererseits signalisiert die Organwahl das Thema, um das es im Hintergrund geht, welches der Volksmund meist gut benennen kann. Wenn sich ein Mensch etwa durch die Probleme beißt, kann es sein, dass er tatsächlich Schmerzen im Kieferbereich entwickelt.

Die Atmung

Die Atmung schwingt wie andere Organe stets mit psychischen Ereignissen mit. Bei Erlebnissen, die Schrecken und Entsetzen auslösen, bleibt einem die Luft weg. Oder man hechelt, schnappt bei Angst oder bei der Überwindung von bedrohlichen Situationen nach Luft.

Bei chronischen Belastungen klagen die Betroffenen oft über das Gefühl eines Drucks, den sie auf der Brust spüren. Unangenehme Empfindungen werden häufig mit dem Brustkorb verbunden. Man weiß nicht genau, ob es sich um eine Erkrankung der Luftwege, der Lunge oder des Herzens handelt. Das Gefühl der Einengung, als ob man eingeschnürt wäre, das Empfinden von Atemnot bestimmt das Geschehen.

Als Reaktion auf Angst vor dem Verlassenwerden, vor Einsamkeit, aber auch als Ausdruck des Mangels an Konfliktfähigkeit kann es zur Hyperventilation kommen. Auch dieses Krankheitsbild, dieser Hunger nach Luft, ist mit massiven Angstzuständen verbunden. Durch das subjektive Gefühl, zu wenig Luft zu kriegen, atmen die Betroffenen immer hektischer und provozieren damit unter Umständen die Hyperventilationstetanie. Der Abfall des Kohlendioxids im Blut führt bei diesem Krankheitsbild zu Krampfzuständen in den Händen. Das nennt man dann die „Pfötchenstellung". Es können sich aber auch die Füße verkrampfen. Verbunden ist dieses Syndrom oft mit einem Kribbeln um den Mund sowie einem Taubheitsgefühl der Lippen. Auch Ängste, dass man gleich ohnmächtig wird oder zu ersticken droht, sind häufig damit verknüpft.

Medizinisch lässt sich dieser Zustand durch die Injektion einer Kalziumlösung und Verabreichung einer Beruhigungsspritze gut beheben. Das Atmen in eine Plastiktüte bewirkt, dass die Kohlendioxidkonzentration im Blut nicht abfällt. Es kann als Maßnahme auch psychisch strukturierend und beruhigend wirken und Sicherheit geben.

Wie bei allen somatoformen Störungen ist eine einmalige organische Abklärung notwendig. Psychodynamisch steht die Angst im Vordergrund. Sie kann etwa durch ungelöste Konflikte bedingt sein, durch Traumatisierungen in der Vergangenheit, Angst vor dem Verlassenwerden und der darauf folgenden Einsamkeit.

Im Vordergrund der psychotherapeutischen Bemühungen ist es immer wichtig, zuerst die positiven Seiten des Lebens, die Ressourcen, die Kraftquellen und die starken Anteile in den Mittelpunkt der Aufmerksamkeit zu rücken. Dies betont auch die Traumatherapeutin Luise Reddemann. Bildeten früher das Erkennen und die Bearbeitung des zugrunde liegenden Traumas das

Zentrum der Therapie, so hat man in den vergangenen Jahrzehnten erkannt, dass bei einer zu raschen Konfrontation eine Retraumatisierung eintritt. Dies bedeutet, dass die betroffenen Patienten keine Verbesserung ihres Leidenszustandes erfahren, sondern im Gegenteil durch die Aktualisierung des Traumas erneut Schlafstörungen, Albträume und vegetative Beschwerden entwickelt haben. Man hat die Strategie daher grundlegend verändert. Zuerst kommt eine lange Phase der Strukturierung und Stabilisierung der Psyche. Im Vordergrund müssen also die salutogenetischen Anteile stehen: Was macht mich stabil? Was hält mich gesund? Was hilft mir bei der Bewältigung des Alltags? Welche Menschen mögen mich und können mir hilfreich zur Seite stehen? Wo sind positive Erlebnisse in der Gegenwart, wo sind sie in der Vergangenheit gewesen?

Genau dieses Vorgehen empfehle ich Ihnen, wenn Sie an körperlichen Beschwerden leiden, die durch die organmedizinische Untersuchung nicht erklärt werden können. Im Vordergrund stehen sollte das Aufwiegen der Belastungen des Alltags durch bewusstes Erkennen und Leben der Dinge, die wieder lebendig werden lassen und erneut zur Leichtigkeit und Fröhlichkeit führen (siehe Stresswaage oder Traumawaage, S. 192 ff.).

Die Angst vor der Scham, der Konfrontation und der Überforderung sind die Hauptgründe, warum viele Menschen vor dem Phänomen des Psychischen geradezu zurückzucken. Oberflächlich wird es abgewehrt mit dem Satz „Ich spinne doch nicht, ich bin doch nicht verrückt", im Hintergrund besteht jedoch eine große Angst vor dem Unbekannten, davor, dass die Konfrontation mit dem Leid, mit den Erfahrungen, Kränkungen und Verletzungen eine Verschlechterung des Zustandes bewirken würde. Man fühlt sich in einen Abgrund gezogen, hat Angst, den Boden unter den Füßen zu verlieren.

Diese Ängste sind sehr ernst zu nehmen und zum Teil durchaus berechtigt. Wie Sie gesehen haben, werden genau diese Befürchtungen im modernen Psychotherapiekonzept einberechnet.

Hier geht es nicht um Aufdecken und darum, den Patienten aller seiner Schutzmechanismen zu berauben, sondern es geht zuerst um Vertrauensaufbau, um Stabilisierung, um ein gemeinsames Verstehen, um das Vermitteln von mehr innerer Sicherheit und Geborgenheit, um das Aufbauen von Selbstvertrauen und das langsame Zulassen von belastenden Ereignissen auf der Basis dieses sicheren Polsters.

Bauchschmerzen

Bei Kindern wird der psychische Teil der Aussage „Mir tut der Bauch so weh" durchaus wahrgenommen. Natürlich wird jede fürsorgliche Mutter und jeder fürsorgliche Vater den Bauch abtasten, überlegen, ob es eine Blinddarmentzündung sein kann, eventuell einen Arzt zurate ziehen. Tritt dieses Beschwerdebild einmalig auf, wird es nicht weiter auffallen, kommen die Schmerzen jedoch regelmäßig, etwa stets früh morgens vor dem Schulbesuch, dann wird sich die Frage aufdrängen: „Was bereitet dir Bauchschmerzen?" Eltern werden fragen, ob das Kind Angst vor Prüfungen, Schularbeiten oder vielleicht auch vor Konflikten mit Klassenkameraden oder einer Lehrperson hat – oder ob irgendwelche andere Belastungen vorliegen. Dieses Phänomen, dass ein körperliches Missempfinden Ausdruck einer seelischen Not sein kann, ist jedoch in keiner Weise auf das Verhalten von Kindern reduziert: Es tritt im gesamten Lebenslauf auf. Der Erwachsenenmedizin fehlt die mütterliche oder väterliche Fürsorge, die bei Kindern meist noch gegeben ist. Die Fürsorglichkeit bezieht sich hauptsächlich darauf, keine medizinisch nachweisbaren Erkrankungen zu übersehen. Die Psyche wird dabei jedoch meist sträflich übersehen.

Störungen im Magen-Darm-Bereich

Somatoforme Störungen des Magens (funktionelle Dyspepsie)

Auch hier kennt der Volksmund die direkte Verbindung von psychischen Belastungen und körperlichen Reaktionen: Etwas schlägt sich auf den Magen, es ist zum Kotzen, da kann sich einem der Magen umdrehen.

Jene Symptome, über die meist geklagt wird, sind Übelkeit, Völlegefühl, eine Übersäuerung des Magens, Aufstoßen, auch Erbrechen aufgrund von innerer Empörung oder Überforderung ist möglich sowie Luft schlucken.

Nach Herbert Csef und Jochen Hefner leiden etwa 20 bis 30 Prozent der Bevölkerung an dyspeptischen Beschwerden. Untersuchungen aus Allgemeinpraxen haben ergeben, dass bis zu 10 Prozent der Patienten den Arzt aufgrund gastrointestinaler Beschwerden aufsuchen. Dabei finden sich in weniger als 50 Prozent der Fälle strukturelle Veränderungen. Die mit der funktionellen Dyspepsie verbundenen Krankheitskosten werden allein für die USA auf 1,2 Milliarden US-Dollar jährlich geschätzt. Obwohl die psychischen Faktoren für die Entstehung und den Verlauf dieses Krankheitsbildes evident sind, bleibt der diagnostische und therapeutische Prozess oft rein auf der organmedizinischen Schiene.

Natürlich ist als erster Schritt immer die organische Abklärung notwendig. Hier steht im Vordergrund, ob eine Helicobacter-pylori-Infektion besteht oder eine Gastritis, eine Entzündung der Magenschleimhaut oder sogar ein Magengeschwür. Selbst bei einer herrschenden Konfliktsituation – etwa innerhalb der Familie oder auf beruflicher Ebene mit dem Chef oder einem Mitarbeiter, wodurch die Magenbeschwerden durchaus erklärbar wären – ist eine einmalige Abklärung indiziert. Organisch darf nichts übersehen werden. Eine organmedizinische Behandlung und eine Psychotherapie schließen einander auch nicht aus, sondern bilden eine ideale Ergänzung. Auf der anderen Seite ist es für einen Psychosomatiker bedrückend zu erleben, dass eine junge Patientin acht Mal eine Magenspiegelung (Gastroskopie) über sich ergehen ließ, bevor sie in eine psychodynamische Abklärung einwilligte.

Wie der Volksmund sagt, haben somatoforme Störungen des Magens oft mit einer psychischen Dynamik zu tun. Diese werden häufig nicht bewusst wahrgenommen, können im psychosomatischen Erstgespräch jedoch durchaus benannt werden.

Ein Beispiel: Frau R. wird von der Universitätsklinik für Innere Medizin zugewiesen. Sie leidet an unklaren Oberbauchbeschwerden und ist zur organischen Abklärung stationär aufgenommen. Sie erzählt über eine belastende Situation an ihrem Arbeitsplatz. Sie sei Mitarbeiterin in einer großen Firma, dort schon jahrelang beschäftigt und habe in den letzten Monaten einen zunehmenden Konflikt, weil sie mit bestimmten Abläufen in ihrer Abteilung nicht einverstanden ist. Diese widersprächen ihrem Gerechtigkeitssinn. Da sie keine Möglichkeit gesehen habe, innerhalb der Abteilung eine Lösung zu erzielen, habe sie sich an den Chef gewandt. Der sei zwar sehr dankbar gewesen, von ihr über die Vorgänge aufgeklärt zu werden, und habe auch ordnend eingegriffen – doch in der Folge sei sie von ihren Mitarbeiterinnen und ihrem unmittelbaren Vorgesetzten gemobbt worden. Fortan habe sie sich ausgeschlossen gefühlt, werde angefeindet und auch nicht mehr zu privaten Feiern eingeladen. Ich habe Frau R. zu einer Mobbing-Beratungsstelle geschickt und mit ihr eine weiterführende Psychotherapie vereinbart.

Diese Fallgeschichte ist allerdings nicht unbedingt die Regel. Aufgrund verschiedener Widerstände und Abwehrmechanismen sind die Betroffenen oft nicht bereit, so offen über die psychodynamischen Hintergründe zu sprechen, beziehungsweise sind sie sich derer auch tatsächlich nicht bewusst. Dann ist es sinnvoll, sich mit dem Patienten gemeinsam der Symptomatik insofern zu nähern, dass zuerst einmal allgemein die Entstehungsmöglichkeiten besprochen werden, die Symptomatik als interessantes Phänomen beleuchtet wird und man sich gemeinsam wie Psychodetektive auf die Suche macht, was im Hintergrund wirksam sein und die Symptomatik auslösen könnte.

Auch bei somatoformen Störungen im Magenbereich sind Psychopharmaka oft hilfreich. In der medikamentösen Therapie hat sich der Einsatz trizyklischer Antidepressiva oder Mianserin bewährt. Zum besseren Abschalten in der Nacht kann auch die Substanz Trazodon Verwendung finden. Die modernen Antidepressiva wie Serotonin-/Noradrenalin-Wiederaufnahmehemmer werden bei diesem Krankheitsbild meist schlecht vertragen und können wegen der oft auftretenden Nebenwirkungen in erster Linie nicht empfohlen werden.

Reizdarmsyndrom

Nach Prof. Herbert Csef von der Medizinischen Poliklinik der Universität Würzburg gehört das Reizdarmsyndrom zu den häufigsten ärztlichen Diagnosen und stellt einen Anteil von 20 bis 50 Prozent aller Patienten dar, die an Magen-Darm-Erkrankungen leiden. In der Allgemeinbevölkerung liegen die Prävalenzraten zwischen 11 und 22 Prozent.

Das Reizdarmsyndrom ist durch eine charakteristische Symptomatik gekennzeichnet: Bauchschmerzen, Stuhlunregelmäßigkeiten und Blähungen, oft verbunden mit Übelkeit, Erbrechen und Schluckstörungen. In 70 bis 80 Prozent der Fälle besteht eine Komorbidität mit psychischen Störungen. Auch hier ist eine organische Abklärung notwendig, um chronisch entzündliche Darmerkrankungen oder andere organische Veränderungen auszuschließen. Sind diese nicht vorhanden, kann man von Reizdarm, also einer funktionellen Störung des Darms sprechen. Als Richtschnur möge dienen, dass es sich auch hierbei um Menschen handelt, die dünnhäutig sind. Diesmal geht es allerdings nicht um die Außenhaut, sondern um die „Innenhaut". Betroffene Menschen nehmen sich Kränkungen und Aufregungen nicht zu Herzen, sondern zu „Darme". Das Psychische korreliert mit dem organischen Symptom: nämlich die Dinge nicht kontrollieren zu können. Kleine Aufregungen über Ungerechtigkeiten, Unpünktlichkeit, Kränkungen oder Abwertungen werden sofort mit einem unaufschiebbaren Stuhldrang beantwortet. Wie bei anderen funktionellen Störungen sind auch bei dieser Erkrankung psychodynamische Mitursachen die Regel. Posttraumatische Belastungsstörungen, frühkindliche und kindliche negative Erlebnisse wie emotionale Vernachlässigung, körperliche Misshandlung und sexueller Missbrauch sowie eine übertriebene Erziehung zur Reinlichkeit, mit einer verstärkten elterlichen Aufmerksamkeit auf die Darmtätigkeit des Kindes, werden beschrieben. Evident ist der Zusammenhang von chronischem Distress und gastrointestinalen Symptomen.

Psychotherapeutisch muss daher ein Verständnis des Krankheitsbildes in Verbindung mit den situativen Auslösern hergestellt werden. Diese Auslöser sind zu beleuchten und positive Gegenstrategien zu erarbeiten. Das Bild der Stress- beziehungsweise Traumawaage in den therapeutischen Prozess einzufügen hat jedenfalls Sinn. Es muss gelernt werden, Stress positiv auszugleichen. Bestehen traumatisierende Erlebnisse in der Vergangenheit, empfiehlt es sich, eine spezielle Traumatherapie anzuwenden – mit dem Ziel, trotz aller schlimmen Erlebnisse das Leben wieder lebenswert und die innere Stabilität wiederzufinden. Folgende Themen werden im Vordergrund stehen: Stärkung des Selbstwertes, die Bedeutung der eigenen Person und des eigenen Wohlergehens über den Perfektionismus zu stellen, sich abgrenzen zu können, ohne schlechtes Gewissen oder Schuldgefühle zu entwickeln.

Medikamentös ist der Einsatz trizyklischer Antidepressiva sinnvoll. Abends kann auch Trazodon oder Mirtazapin hilfreich sein, um ein besseres Durchschlafen zu ermöglichen. Schlechte

Erfahrungen gibt es bei der Einnahme von Serotonin- beziehungsweise Noradrenalin-Wiederaufnahmehemmern, da diese die Symptomatik eventuell noch verstärken können.

Blasenstörungen

Das wichtigste Krankheitsbild, das bei der Harnblase unter dem Titel „Krank ohne Befund" auftreten kann, ist die Reizblase. Auch hier erfolgt im Vorfeld eine organische Abklärung, da Infektionen oder andere organische Ursachen ebenfalls diese Symptomatik bewirken können. Verbunden mit dem Bild der Reizblase ist das Gefühl des ständigen Harndrangs, meist verknüpft mit der Angst, Harn zu verlieren. Oft schmerzt die Blase und das Harnlassen geht mit einem Brennen einher. Die Beschwerden drängen sich dabei mitunter so in den Vordergrund, dass sie den Tagesablauf und die Lebensqualität deutlich bestimmen und beeinträchtigen. Alles dreht sich um die Blase.

Die Probleme können sehr kraftraubend sein und wirken sich auch seelisch aus. Gereiztheit, depressive Zustände bis hin zu Verzweiflung und Hilflosigkeit können damit verbunden sein. Für den Betroffenen ist es wichtig, die Sprache der Blase verstehen zu lernen. Die Frage, die sich wie bei allen anderen Krankheitsbildern, bei denen keine ausreichende organische Begründung festgestellt werden kann, ergibt, lautet: Was will die Blase ausdrücken? Dazu ist es sinnvoll, jene Situationen, in denen die Beschwerden besonders auftreten, möglichst gemeinsam mit einem Spezialisten zu analysieren. Es sind bestimmte Themen, die in den Vordergrund rücken: etwa Angst vor Kontrollverlust, negative Beurteilung und Strafe, emotionales Defizit und Trauer über Mangel an Zuwendung und Verständnis. Die Harnblase signalisiert, dass es im Seelenhaus Bereiche gibt, die nachgebessert werden müssen.

Für eine Patientin hatte es eine entscheidende Bedeutung, dass sie in der Psychotherapie endlich weinen durfte. Es war die Trauer über den Tod des Vaters, die nie einen adäquaten Ausdruck finden durfte. Es war eine intensive Beschäftigung mit diesem Thema, eine sogenannte Trauerarbeit notwendig, um Erleichterung zu finden. Das bestimmende Gefühl, das sich mit der Reizblase verband, war die Angst. Hinter der Angst wurde jedoch deutlich, dass das Gefühlsleben in einem Käfig eingeschlossen war. So arbeiteten wir in der Psychotherapie zuerst an der seelischen Stabilisierung und am positiven Dialog mit sich selbst (siehe Kuschel- und Schoßplatzübung, S. 213 ff.). Erst dann konnten dahinter liegende Gefühle wie Ärger und Wut zugelassen und mussten nicht mehr durch Angst und Reizblase verhindert werden. Mithilfe der anderen, im vierten Teil des Buches geschilderten Übungen fand sie schließlich zu ihrem eigenen Lebensstil, wurde lebendig und unabhängig, sodass die Blasenbeschwerden in den Hintergrund traten. Die Blase aber blieb ihr Reaktionsorgan Nummer eins. Nur hatte die junge Frau jetzt guten Kontakt zu ihr und konnte verstehen, was die Blase meinte.

Das Fibromyalgie-Syndrom

Menschen, die unter diesem Krankheitsbild leiden, klagen über generalisierte Schmerzen. Definitionsgemäß müssen diese Beschwerden mindestens drei Monate anhalten und verschiedene Körperteile betreffen: linke und rechte Körperhälfte, obere und untere Extremitäten, verschiedene Abschnitte der Wirbelsäule, Ober- und Unterkörper. Frauen sind sechs bis acht Mal häufiger betroffen als Männer. Früher hat man von druckschmerzhaften Punkten, sogenannten Tender Points gesprochen, wobei 11 von 18 Druckpunkten eine Schmerzreaktion auslösen mussten. Die Fibromyalgie ist durch Blutuntersuchungen nicht nachweisbar, es finden sich keine Rheumafaktoren oder spezifische Entzündungszeichen. Die Betroffenen geben an, dass sich der Schmerz durch körperliche Anstrengung verstärkt und durch Wetter, Angst und Stress beeinflusst wird. Die Schmerzen lösen oft Schlafstörungen aus, der Schlaf ist oberflächlich und nicht erholsam. Meist besteht eine deutlich herabgesetzte Vitalität bis hin zur depressiven Stimmungslage, die von den Patienten selbst als Reaktion auf die chronischen Schmerzzustände interpretiert wird. Eine allgemeingültige psychische Konstellation für dieses Krankheitsbild gibt es nicht. Es werden keine spezifischen Persönlichkeitsstörungen beschrieben.

Das Fibromyalgie-Syndrom ist ein sehr schmerzhaftes und quälendes Leiden, das natürlich auch seine psychischen Spuren hinterlässt. Entscheidend bei solchen Erkrankungen, die organisch nicht nachweisbar sind, ist auch immer, dass die Betroffenen von der Angst begleitet werden, von der Gesellschaft als Simulant, Tachinierer, Pensionsbegehrer oder als hysterisch eingestuft zu werden. Dabei werden die Erkrankten oft als Menschen beschrieben, die vorher besonders arbeitsam und tüchtig waren und mehr auf die anderen geachtet haben als auf sich selbst, die also in einer besonderen Weise leistungs- und pflichtbewusst waren (vgl. Kapitel Entstehungsfaktoren: Mangel an Abgrenzung, liebe deinen Nächsten wie dich selbst, Mangel an leistungsunabhängiger Liebe, S. 116 ff.). Durch die Erkrankung sind sie in doppelter Weise belastet: Sie können selbst nicht mehr so viel leisten wie vor der Erkrankung, möchten wieder perfekt sein und erkennen gleichzeitig, dass weder die Medizin noch die Psychologie das in der gewünschten Schnelligkeit bewerkstelligen können. Die Unzufriedenheit mit der Behandlung lässt die Betroffenen von Arzt zu Arzt wandern. Die Patienten machen Druck, vom Arzt erfolgt unter Umständen ein Gegendruck und oft zeigt er auch ein gewisses Unverständnis für die Erkrankung.

Was die Entstehung anbelangt, gibt es keine einheitliche Meinung. Zum Teil dürfte es sich um ein Überforderungssyndrom handeln. Auf der biochemischen Achse ist dieses mit einem Serotonin- und Noradrenalinmangel verknüpft. Als entsprechend hilfreich erweisen sich auch jene Medikamente, die diesen Bereich der Neurotransmitter korrigieren. Das sind trizyklische Antidepressiva sowie Serotonin- und Noradrenalin-Wiederaufnahmehemmer, wie Duloxetin, Venlafaxin oder Milnacipran. Das Fibromyalgie-Syndrom muss jedoch nicht mit depressiven Zuständen verknüpft sein, diese Medikamente können trotzdem schmerzlindernd wirken.

Ganz wichtig ist die medikamentöse Behandlung der Schlafstörungen, die durch die Schmerzzustände ausgelöst werden, da Schlafstörungen die Schmerzwahrnehmung verstärken. Hier bieten sich ebenfalls wieder beruhigende Antidepressiva an, die gleichzeitig den Neurotransmitterhaushalt ordnen. Medikamente wie Trazodon und Mirtazapin oder auch das trizyklische Antidepressivum Amitriptylin haben sich bewährt. Selbst moderne Schmerzmedikamente, die ursprünglich aus der Gruppe der Antiepileptika entwickelt wurden, bewirken oft eine gute Schmerzreduktion. Hier sind zwei Substanzen zu nennen: Pregabalin und Gabapentin.

Nur die biochemische und damit die medikamentöse Schiene zu beachten ist jedoch sicher zu wenig. Der psychodynamische Anteil darf nicht übersehen werden. Ein Faktor in der Entstehung ist oft das Missverhältnis zwischen Selbst- und Fremdliebe. Die Falle, die sich als Konsequenz auftut, besteht darin, dass die Betroffenen von ihrer Umwelt ein ähnliches Verhalten einfordern, wie sie es früher an den Tag gelegt haben, nämlich uneingeschränkt für andere da zu sein. Sie fordern einen besonderen Einsatz und ein besonderes Verständnis und sind zutiefst gekränkt und enttäuscht, wenn sich ihre Bezugspersonen anders verhalten. Sie geraten damit oft in die Opferrolle und folglich in eine Sackgasse (siehe Kapitel Opferrolle, S. 119 ff.). Das Ziel in der Therapie kann nur sein, die eigenen positiven Anteile wiederzufinden, die Ressourcen und Kraftquellen zu beleben, die Stresswaage in ein Gleichgewicht zu bringen, um vor allem auf der inneren Bühne ein ausreichendes Maß an Autonomie zu erlangen. Auch die im allgemeinen Teil beschriebenen Auslöser wie körperliche Misshandlung in der Kindheit oder Missachtung der Nähe- und Schutzbedürfnisse sowie emotionale Kälte der Erziehungspersonen werden beschrieben.

Sollten Sie von dieser Erkrankung betroffen sein, so ist eines besonders wichtig: Versuchen Sie dem Geheimnis dahinter auf die Spur zu kommen und lassen Sie sich nicht entmutigen, denn es gibt eine Lösung, die jedoch meist nicht so einfach zu erreichen ist, wie man möchte. So bitter es sein mag, ein Umdenkprozess muss stattfinden. Wiederum gilt es, eine neue Sprache zu erlernen. Lernen Sie, Ihre Körpersignalsprache zu verstehen und gehen Sie geduldig mit Ihrem Körper um. Drohen und beschimpfen Sie ihn nicht und seien Sie nicht unzufrieden und aggressiv. Ein Dialog ist notwendig, in dem jeder der Gesprächspartner den anderen achtet und nicht abwertet. Denn eines ist klar: Mit der Ausbeutung des Körpers und der Seele muss Schluss sein. Sie müssen eine neue Form des Dialogs und des Leistungserbringens für sich finden (siehe Dialog mit den Organen, S. 126 ff.).

Dazu ein Beispiel: Frau E. war jahrelang in der Gastronomie tätig. Sie arbeitete mit Begeisterung als Serviererin, da es ihr Spaß bereitete, unter Menschen zu sein, diese zu bedienen, Übersicht und die Dinge im Griff zu haben. In der Freizeit unternahm sie gerne Bergtouren und freute sich über ihre körperliche Leistungsfähigkeit. Emotional hatte sie rückblickend immer Schwierigkeiten. Ihr Vater sei alkoholkrank gewesen, sie sei mit Furcht und Schrecken als den Begleitern ihrer Kindheit aufgewachsen. Der Vater habe nicht nur die Kinder verprügelt, sondern stets auch die Mutter bedroht. Diese frühen Erfahrungen hätten sich auch auf ihre Beziehungsfähigkeit zu Männern ausgewirkt. Sie habe nie Nähe zulassen können, sei immer misstrauisch und auf der Hut gewesen. Begonnen habe das Krankheitsgeschehen mit Kreuzschmerzen. Diese seien so stark geworden, dass sie immer wieder Krankenstände einschieben musste. Die Schmerzen dehnten sich auf die Wirbelsäule aus und schließlich plagten sie heftige Schmerzen am ganzen Körper. In der Therapie wurde sehr schnell klar, dass sich Frau E. sehr stark über ihre Leistung und ihr Funktionieren definierte. Eine positive Beziehung zu sich selbst war ihr praktisch unbekannt und fremd. Ganz langsam musste sie lernen, ihre liebevollen Anteile auch auf sich selbst anzuwenden. Im Prinzip musste sie ihr gesamtes Seelenhaus neu aufbauen (siehe Übungen zum Aufbau des Seelenhauses, S. 210 ff.). Im Rahmen der Psychotherapie betonte sie immer wieder, dass dieser liebevolle Umgang mit sich selbst eine vollkommen neue Erfahrung war. Sie pendelte emotional zwischen Trauer über die Erkenntnis, wie viel ihr im Leben versagt geblieben war, und der Erleichterung und Dankbarkeit, diese emotionale Fremdsprache doch noch lernen zu dürfen.

Globussyndrom

Beim Globussyndrom spüren die Betroffenen ein subjektives Gefühl der Enge im Rachen. Sie vermuten dort einen Fremdkörper, der sich verkeilt hat, oder eine organische Erkrankung, die dieses unangenehme Gefühl erzeugt. Wie immer ist im ersten Schritt eine organische Abklärung notwendig.

Ein Beispiel: Frau Z. litt seit vielen Monaten unter einem Globusgefühl. Nach einer langen Odyssee an organischen Abklärungen wurde sie mir zugewiesen. Sie berichtete über ein unangenehmes Stechen und Kratzen im Hals, so als ob eine Fischgräte stecken geblieben wäre, sowie über eine reflektorische Verkrampfung. Da sie immer wieder von fachärztlicher Seite abgeklärt worden war und auch ihre Ängste, dass es sich vielleicht um einen Tumor oder ein entzündliches Geschehen handelt, als nicht begründet bezeichnet worden waren, hatte sie sich entschlossen, das Angebot anzunehmen und zu mir in die Psychosomatische Ambulanz zu kommen. Das Erstgespräch war durch besonderes Misstrauen von Frau Z. geprägt. Sie befürchtete, dass man ihr einreden würde, dies wäre alles psychisch. Umso intensiver schilderte sie mir wiederholt die Symptome und wie begründet ihre Angst vor einer organischen Erkrankung sei. Ich bestätigte wiederholt, dass es auch sehr wichtig gewesen sei, nicht nur den Kehlkopf, sondern auch die Speiseröhre, die Schilddrüse abklären zu lassen, die Magenspiegelung und all ihre weiteren Untersuchungen. Parallel dazu erzählte ich ihr, anhand von anonymisierten Fallbeispielen, dass Phänomene wie solche Schmerzen, körperliche Missempfindungen, Fremdkörpergefühle und funktionelle Störungen verschiedenster Organe wie Herz, Magen oder Blase vorliegen könnten, ohne dass eine organische Begründung gefunden wurde. Erst ganz langsam ließ sie sich darauf ein, mir etwas über ihr Leben zu erzählen. Sie sei verheiratet, habe drei Kinder, sei als Hausfrau und Mutter voll beschäftigt. Sie habe Jura studiert, aber diesen Beruf nie ausgeübt, da sie für die Kinder da sein wollte. Sie wollte nicht als Nestbeschmutzerin dastehen und erzählte mir vorerst nur von den schönen Zeiten ihres Lebens. Sie lebe in einem wunderschönen Haus, das sie mit viel Liebe ausgestaltet habe, ihr Mann sei gut verdienender Unternehmer. Eigentlich gehe es ihr sehr gut. Erst allmählich begann sie ihr Herz zu öffnen. Sie beklagte sich, dass ihr Mann kaum Zeit für sie habe, sie emotional sowie finanziell äußerst kurz halte. Frau Z. sagte, sie nehme an, dass er eine Freundin habe, habe diese Vermutung jedoch nie auf den Wahrheitsgehalt geprüft. Überdies gab sie an, in ständiger Angst zu leben, weil der Ehemann so aggressiv und abwertend sein könne, dass sie sich jede Diskussion und Auseinandersetzung ersparen möchte.

Hier sehen wir eine relativ typische Konstellation: Aus Gründen der Loyalität und der Angst war es Frau Z. nie möglich, über ihre Sorgen zu sprechen, weder im Freundeskreis noch in einer therapeutischen Situation. Sie stand tatsächlich unter einem inneren Druck – ein Gemisch aus Furcht, Wut und Scham, das für das Globussyndrom verantwortlich war.

Im Rahmen der folgenden Psychotherapie verschwand dieses Gefühl auch zur Gänze. Frau Z. lernte ihre eigenen Stärken wahrzunehmen, auf sich selbst stolz zu sein, ihren Selbstwert zu steigern, zunehmend direkter und klarer mit ihrem Mann zu kommunizieren, mehr Geld und mehr Freiraum einzufordern, ihre eigenen Bedürfnisse zu artikulieren, Teile der Verantwortung zu delegieren und ähnliche Aktivitäten zu setzen, die ihr Leben erleichterten.

Die Haut

Dass die Haut ein Organ darstellt, das ganz eng mit Empfindungen und Gefühlen verknüpft ist, lässt sich leicht nachvollziehen. Das holde Erröten bei der Begegnung der Angebeteten, der Schweißausbruch des Politikers, wenn er von den Journalisten zu unangenehmen Themen befragt wird, der rote Kopf, wenn man sich über jemanden ärgert: All das spricht eine klare Sprache. Die Haut kann weich und duftig sein. Sie kann sich aber auch trocken und hart anfühlen und einen unangenehmen Stressgeruch verbreiten. Die Haut ist aber nicht nur Kommunikations- und Ausdrucksorgan, sondern auch Abgrenzungs- und Schutzorgan. Die Grenze von innen nach außen ist für viele Menschen mit Hautproblemen ein großes Thema. Wie kann ich mich besser abgrenzen, ohne unglücklich und einsam zu sein, ohne defizitär zu werden und ohne Sehnsucht nach der Versorgung durch andere zu bekommen? Hier sehen Sie, wie komplex diese Themen ineinanderwirken. Besonders erwähnenswert ist auch die Bedeutung der Haut in der Sexualität. Was heißt es, jemanden so nahe an mich heranzulassen? Es ist die Krönung der Psychosomatik, wenn das Wohlfühlen in sich, in seiner Haut, mit seiner Seele und seinen Organen so weit harmonisch fortgeschritten ist, dass eine lustvolle sexuelle Begegnung und Liebe möglich sind.

Auch der Volksmund betont die psychische Funktion der Haut: eine dicke oder dünne Haut haben, etwas geht unter die Haut, etwas juckt oder kratzt mich, es treibt einem die Schamesröte ins Gesicht und schließlich das psychosomatische Ziel: sich in seiner Haut wohlfühlen.

„Krank ohne Befund" und Haut betrifft besonders sensorische Missempfindungen wie Juckreiz, Brennen und Schmerzen.

Die juckende Haut signalisiert vegetative Turbulenzen. Nur die Analyse der Kränkungen, Überforderungen und Verletzungen wird zu keiner Symptomverbesserung führen. Erst das Einführen positiver Bilder kann die Gesamtszene von einer ganz anderen Seite beleuchten. Wie wir schon im Kapitel De- und Resomatisierungstheorie gesehen haben, braucht die Haut ein besonderes Maß an liebevoller Zuwendung, aber auch ein gutes Maß an Grenzachtung und sicherer Distanz. Im Laufe der Therapie ist es notwendig, zu einem umfassenden Verständnis zu kommen, wessen die Haut bedarf, um sich wieder wohlzufühlen. Hier ist ein aktives und einfühlendes Verhalten des Therapeuten erforderlich. Der Patient, der aufgrund seiner Alexithymie gegenüber der Gefühlswelt blind ist, muss erst wieder zu neuem Leben erweckt werden. Dies ist nur mit einem aktiven Engagement und durch Einführen vieler positiver Bilder und Szenen möglich.

Menschen, die an Hauterkrankungen leiden, bestätigen unisono, dass der Verlauf der Erkrankung stark mit dem Ausmaß an psychischer Belastung zusammenhängt. In Zeiten von Konflikten, Spannungen, finanziellen Sorgen oder beruflichem Druck verschlechtert sich auch das Krankheitsbild, eine Wiederaufnahme oder Verstärkung der medikamentösen Behandlung wird notwendig. Dieser Aspekt der Verknüpfung mit der seelischen Belastung kommt meiner Meinung nach in der Diskussion viel zu kurz. Daher ist in der Psychosomatik ein Dialog mit dem betroffenen Organ zu fordern. Folgende Fragen stellen sich dabei: „Was brauchst du, was kann ich für dich tun, was überfordert dich, wovor soll ich dich schützen, wie kann ich dich besser versorgen, wie kann ich mich besser abgrenzen?" Diese Fragen werfen schon eine Menge an Themen auf, die für die Haut entscheidend sind.

Herz-Kreislauf-Erkrankungen, somatoforme Beschwerden des Herzens

Der Volksmund zeigt, wie sehr das Herz mit psychischen Erlebnissen verknüpft ist. Das Herz kann vor Vergnügen hüpfen, es kann aber auch schwer werden, in freudiger Erwartung klopfen oder vor Enttäuschung brechen. Man kann ein großes Herz haben oder sich Dinge zu Herzen nehmen. Genauso vielfältig wie der Volksmund sind die Hintergründe, die hinter den Schmerzzuständen stehen.

Aber bleiben wir vorerst bei den Symptomen, die die Betroffenen vorwiegend präsentieren und unter denen sie leiden. Oft berichten sie über ein Drücken und Stechen in der linken Brustseite oder von Schmerzen, die in den linken Arm ausstrahlen. Oder über Veränderungen der Herzfunktion, im Sinne von Herzklopfen, Herzrasen, Herzstolpern, Extrasystolen und eigenartigen Gefühlsstörungen, die Palpitationen genannt werden. Verbunden sind diese Empfindungen meist mit einer ängstlichen Beobachtung der Vorgänge, Angst vor Herzinfarkt oder anderen schwerwiegenden organischen Erkrankungen. Wenn die Kontrolle über die Angst versagt, gesellen sich noch andere Symptome wie Hitzegefühl, Schweißausbrüche, Atemnot oder verstärktes Atmen, Erstickungs- oder Schwindelgefühle, um nur einige Möglichkeiten zu nennen, dazu.

Als erster Schritt erfolgt wie immer die organische Abklärung. Im Erstgespräch sollte jedoch bereits eine ausführliche Erhebung der psychodynamischen und sozialen Hintergründe vorgenommen werden. Oft bewirken die unangenehmen Sensationen Schlafstörungen, verbunden mit ängstlichem, negativem Grübeln, und verfärben die Stimmung depressiv, ohne dass die klassischen Symptome einer Depression gegeben sein müssen. Eine Überlegung muss sein – wie schon mehrfach beschrieben –, ob ein Neurotransmittermangel (Serotonin oder Noradrenalin etc.) vorliegt. Dieser kann die Folge einer chronischen Überforderung, eines Distresses sein, aber auch ein Symptom der Erschöpfung. Liegt ein reiner Mangel an Nervenbotenstoffen vor, ohne Überlastung, so wird die medikamentöse Behandlung mit Antidepressiva das Mittel der Wahl sein. Über diese Hürde müssen Sie als Betroffener, aber auch als Arzt hinwegkommen. Sie müssen ein Verständnis dafür entwickeln, dass ein Mangel an Neurotransmittern Beschwerden in der Herzgegend verursachen kann und mit Antidepressiva behandelbar ist, obwohl keine ausgeprägte Depression vorliegt. Besteht eine Konfliktsituation, eine Überforderung verbunden mit einem Erschöpfungsgefühl, so ist sowohl eine medikamentöse Behandlung als auch eine Psychotherapie angezeigt. Hier muss ergründet werden, wodurch diese Überbelastung bewirkt worden ist und welche Wege es zu beschreiten gilt, um aus dieser Überforderung wieder herauszukommen. Gerade in einer bestimmten Phase der Burn-out-Entwicklung können diese Herzbeschwerden auftreten. Es ist der Hinweis des Körpers, dass es so nicht weitergehen soll. Oft sind jedoch Ehrgeiz, besondere Leistungsorientiertheit, Mangel an der Fähigkeit, sich abgrenzen zu können, so stark in der Persönlichkeit verwurzelt, dass eine Korrektur gar nicht so leicht wird.

Den Hintergrund von Herzbeschwerden bilden jedoch auch belastende Lebensereignisse. Ich erinnere mich an die Lebensgeschichten verschiedener Patienten: Eine Patientin war etwa von ihrem Mann verlassen worden. Das stellte nicht nur eine große Kränkung, sondern eine völlige Überforderung ihrer Bewältigungsmechanismen dar. Die Frau hatte für ihren Gatten den Beruf aufgegeben, ihr Leben durch ihn definiert und genierte sich fürchterlich, da sie einen leichten Perfektionsanspruch an ihr Leben stellte und diese Schmach damit für sie kaum kommunizierbar war. Erst durch die Psychotherapie gelang es ihr, Bewältigungsstrategien zu erarbeiten, die Kränkung zu verarbeiten und in ihr Leben zu integrieren und sich langsam über sich selbst und ihre eigenen Werte zu definieren.

Ein anderer Patient litt unbewusst unter einem nicht verarbeiteten Konflikt mit seinem Vater. Dieser war allerdings schon mit 50 Jahren verstorben und der Patient selbst lebte jetzt in der ständigen Angst, nicht älter werden zu können als sein Vater. Auch hier war ein wesentliches Ziel in der Therapie, die Abhängigkeit von diesem Konflikt zu lösen, sich der eigenen Person bewusst und sicher zu werden, sich seines eigenen Seelengartens bewusst zu werden, Selbstliebe und Selbstvertrauen aufzubauen und auf dieser Basis wieder eine neue Beziehungsfähigkeit zu seinen Mitmenschen finden zu können.

Kopfschmerzen

Unter chronischen Kopfschmerzen leiden etwa fünf Prozent der Bevölkerung.

Kopfschmerzen können als Symptom verschiedenster körperlicher Erkrankungen auftreten. So wie bei allen psychosomatischen Erkrankungen ist daher eine medizinische Abklärung notwendig. Erst wenn die medizinischen Befunde o. B. sind, kann der psychische Hintergrund der Schmerzen beleuchtet werden. Kopfschmerzen sind eng verknüpft mit dem volkstümlichen Spruch, dass man „sich den Kopf zerbricht". Die Frage lautet also: „Was bereitet mir Kopfschmerzen oder Kopfzerbrechen?"

Hans Morschitzky schreibt in seinem Buch „Somatoforme Störungen": „Kopfschmerzen vom Spannungstyp sind eine Gesamtbezeichnung von Kopfschmerzen, die früher als Spannungskopfschmerz, Muskelkontraktionskopfschmerz, vasomotorischer, stressabhängiger oder psychogener Kopfschmerz diagnostiziert wurden. Es handelt sich dabei um die häufigsten Kopfschmerzen, die bei 15 bis 20 Prozent der Bevölkerung vorkommen, bei Frauen etwas häufiger als bei Männern."

Auch hier sehen wir oft jahrelange Verläufe, ohne dass der psychodynamische Hintergrund beleuchtet wird. Dabei sollte dieser Ansatz gleichwertig zur organmedizinischen Abklärung, Diagnostik und Behandlung zur Anwendung gelangen.

Ein Beispiel: Frau M. kam zu mir in die Psychosomatische Ambulanz mit einer jahrelangen Kopfschmerzanamnese. Eine Freundin hatte sie überredet, zu mir als „Psychospezialisten" zu gehen. Die berufliche und soziale Situation von Frau M. war unauffällig. Sie war verheiratet, hatte eine zehnjährige Tochter, lebte in einer durchaus liebevollen Ehe, arbeitete als Abteilungsleiterin in einem Kaufhaus und war finanziell unabhängig. Als Stein des Anstoßes konnte ein „Konflikt" mit einer Mitarbeiterin herausgearbeitet werden. Dieser war insofern bemerkenswert, als Frau M. selbst feststellte, dass es keinerlei Anlass gäbe. Sie selbst reagiere jedoch bei Begegnungen und Gesprächen, die einen rein fachlichen Inhalt haben, mit Verspannungen, Unsicherheit und aggressiven Impulsen. Dies sei darum schwierig, da ihr die Kollegin keinerlei Anlass zu dieser Reaktion gebe, sie sich selbst diese Reaktion nicht erklären könne und sich blöd vorkomme. Im psychodramatischen Rollenspiel erkannte Frau M., indem sie in die Rolle der Mitarbeiterin wechselte, dass sie in diese Gedanken von kritischem Hinterfragen und negativer Beurteilung projizierte. Dies wiederum erinnerte sie an den jahrzehntelangen Konflikt mit ihrer Mutter. Wir arbeiteten in der Folge an der positiven „Selbstbeelterung", an ihrem liebevollen inneren Mutterbild, eine Rolle, die sie in Bezug auf ihre Tochter sehr gut übernehmen konnte. Die liebevolle, wertschätzende Selbstbeurteilung sollte die kritischen und abwertenden Botschaften der Mutter überstrahlen und damit den Spannungskopfschmerz unnötig machen.

Neurasthenie

Unter Neurasthenie verstehen wir das Erschöpfungssyndrom. Im Vordergrund stehen die körperliche und geistige Erschöpfung, die auch durch Ausspannen, Ausschlafen und Erholung im Urlaub nicht verschwinden. Sonst sind alle Symptome vorhanden, die im Kapitel Serotonin-Noradrenalinmangel-Syndrom aufgelistet wurden: Konzentrations- und Merkfähigkeitsstörungen, die so irritierend sind, dass die Betroffenen an eine organische Erkrankung glauben, undifferenzierte Schmerzsyndrome, die ebenfalls nach einer organischen Abklärung rufen, Schlafstörungen und sexuelle Funktionsstörungen, eventuell auch Angstzustände mit Panikattacken oder depressive Verstimmungen.

Das Burn-out-Syndrom

Das Burn-out-Syndrom stellt zwar keine klassische Diagnose im Krankheitsverzeichnis dar, ist aber als Begriff so populär und in der Gesellschaft wichtig geworden, dass ich unbedingt den Zusammenhang mit dem Phänomen „Krank ohne Befund" herstellen möchte. Der Begriff Burn-out-Syndrom wurde 1974 von Herbert Freudenberger, einem amerikanischen Psychiater und Psychoanalytiker, eingeführt. Er beschreibt ein Krankheitsbild, das typischerweise in verschiedenen Stadien abläuft. Am Beginn steht der Zwang, sich zu beweisen. Es sind oft Menschen mit einem besonderen Maß an Engagement, Einsatzbereitschaft, Idealismus und Aufopferungswillen, die gefährdet sind. Im Hintergrund können mangelndes Selbstwertgefühl, übergroße Strenge, Hang zum Perfektionismus oder falsch verstandener sozialer Auftrag angenommen werden. Im weiteren Verlauf kommt es zum verstärkten Einsatz, der verknüpft ist mit der subtilen Vernachlässigung eigener Bedürfnisse. Viele Hobbys, die früher wichtig waren, werden vernachlässigt oder gestrichen, weil die ganze Aufmerksamkeit in den Dienst einer Sache gestellt wird. Man hat keine Zeit mehr, zu musizieren, einen Berg zu besteigen, Sport zu treiben, Freunde zu sehen, ins Theater zu gehen und sich andere Freuden zu vergönnen. Konflikte und Bedürfnisse werden in der Folge verdrängt. Der Partner, der darauf hinweist, dass es auch noch eine Ehe und Kinder gibt, wird vertröstet, weil etwas anderes noch ganz unbedingt erledigt werden muss und die Zeit drängt. Im nächsten Stadium sehen wir eine zunehmende Umdeutung von Werten. Es wird betont, dass die Aufgabe den gesamten Einsatz der ganzen Person benötigt und alles andere zwangsläufig zurückstehen muss. Angesprochen auf das dann schon auffallende Verhalten, werden Probleme verstärkt abgewehrt und unterdrückt. Schon längst hat man sich in diesem Stadium von seinen Freunden und auch von seiner Familie emotional entfernt und entfremdet. Um dem Druck besser standzuhalten, werden in dieser Phase gerne aufputschende Substanzen eingesetzt. Zigaretten, Koffein und Alkohol sollen helfen, die gewohnte Leistung zu erbringen.

Im nächsten Stadium werden einerseits Verhaltensänderungen beobachtet, andererseits beginnt der Betroffene selbst sein eigenes Tun zu hinterfragen. Plötzlich wird alles sinnlos und leer. Der Spaß an der Aufgabe ist schon längst erloschen. Man spürt in Bezug auf die eigene Person eine Entfremdung, eine Depersonalisation. Die Betroffenen schildern, dass sie sich wie eine hohle Röhre empfinden. Sie sind nicht in der Lage, Schönes zu erleben. Die innere Seelenlandschaft gleicht einer verdorrten Gegend, ohne Leben, ohne Farbe. Oft sind diese Zustände mit schweren Depressionen verknüpft, mit dem Gefühl der völligen Erschöpfung. Im Verlauf dieses Krankheitsgeschehens sind jedoch meist auch körperliche Symptome zu erkennen. Im Prinzip können alle Organe und Organsysteme betroffen sein: Völlegefühl, Appetitlosigkeit, Verdauungsbeschwerden, Herzrasen, Druck auf der Brust, Atemnot, Schwindelgefühle, weiche Knie bis hin zu Gangstörungen, Ticks, Sensibilitätsstörungen, Zucken und Reißen in den Gliedmaßen, Bluthochdruck, Muskelverspannungen mit entsprechenden Schmerzsyndromen im Rücken, aber auch Kopfschmerzen und Sexualstörungen. Das erste Warnsignal sind meist die Schlafstörungen.

Wie bei allen körperlichen Erscheinungen bei dem Phänomen „Krank ohne Befund" passiert es häufig, dass die Beschwerden zwar wahrgenommen und auch zum Anlass genommen werden, eine medizinische Abklärung vorzunehmen, jedoch die Rückkoppelung auf den Hintergrund und den Auslöser ausbleibt.

Das Burn-out-Syndrom hat aufgrund der psychodynamischen Vorgeschichte eine hohe Akzeptanz. Man ist deswegen ausgebrannt, weil man vorher viel geleistet hat. Es wird daher als natürliche Folge gesehen und nicht als genuine Schwäche. Auf der anderen Seite hat dieser Ausdruck Burn-out-Syndrom jedoch so viel Beliebtheit, dass er zur nicht genau definierten Selbstdiagnose geworden ist. Insofern wird diese Diagnose von medizinischer und psychiatrischer Seite kritisch hinterfragt. Eine genaue Abklärung durch den Fachmann scheint wegen der unterschiedlichen Therapiestrategien geboten.

Rückenschmerzen

Auch hier steht in erster Linie die organische Abklärung. Letztere ist erforderlich, um ein klares Bild von eventuellen organischen Ursachen zu bekommen. Andererseits – das hat die Erfahrung gelehrt – muss aber betont werden, dass bei relativ vielen Menschen organische Wirbelsäulenveränderungen als Zufallsbefund erhoben werden, ohne dass die Betroffenen Beschwerden verspürt hätten. Es empfiehlt sich daher auf alle Fälle, Hintergründe und Auslöser zu überlegen. Die meisten Rückenschmerzen sind nicht psychodynamisch bedingt, sondern durch Bewegungsmangel, durch einseitige Belastungen der Muskulatur und der Wirbelsäule. Fehlhaltungen beim Sitzen vor dem Computer oder sonstige Fehlbelastungen können eruiert werden. Fest steht, dass die Wirbelsäulenmuskulatur ein Training abseits des Routinealltags benötigt. Sie müssen wieder Spaß an der Bewegung finden, Genuss am Funktionieren und an der Freiheit des Körpers. Dies ist nur möglich mit einer Hinwendung zum Ausgleichssport.

In zweiter Linie lassen sich psychosoziale Ursachen eruieren. Es besteht ein Missverhältnis zwischen der Anforderung und der zur Verfügung stehenden Energie. Es ist das Ergebnis eines Prozesses, den Mechthilde Kütemeyer und Ulrich Schultz folgendermaßen beschreiben: In der Kindheit vorzeitig zu Verantwortung und harter Arbeit herangezogen, gleichzeitig durch Strenge und Entbehrung von den Eltern unmündig gehalten, entwickeln die späteren Patienten von der Pubertät an trotzige Eigenständigkeit, expansive Unternehmungslust und unermüdlichen Arbeitseifer. Regressive Bedürfnisse werden dabei extrem verleugnet. Die Betroffenen haben Angst vor Hingabe und neigen in ihren Beziehungen dazu, andere zu übertreffen und dominierend zu betreuen, etwa indem sie sich hilfsbedürftige Partner suchen. Sie selbst können Geschenke und Hilfe dagegen nur schwer annehmen.

Bei den Frauen ist das expansive Verhalten weniger ausgeprägt. Es findet sich eher ein überfürsorgliches Helfen und Bemuttern. Durch den Aktivismus dieser Patienten leidet der Schlaf.

Peter Henningsen beschreibt, dass Überarbeitung vor Beginn eines chronischen Schmerzsyndroms signifikant oft erhoben werden konnte. Der Fachausdruck dafür lautet Ergomanie. Damit wird ein Arbeits- und Beschäftigungsdrang bezeichnet, mit den oben angeführten psychodynamischen Hintergründen. Vor allem die körperliche Selbstwahrnehmung, das Empfinden für das Ausmaß der eigenen Leistung und für schützende Ermüdungserscheinungen sind schwach ausgebildet oder werden unterdrückt.

Andere Befunde deuten auf Missbrauchs- und Vernachlässigungserleben in der Kindheit und sind nach Studien mindestens doppelt so hoch wie in der Normalbevölkerung.

Psychodynamisch liegt also ein deutliches Defizit im Bereich der Selbstliebe, des Narzissmus vor und gleichzeitig ein Defizit, sich selbst gut versorgen zu können. Die primäre prinzipielle leistungsunabhängige Liebe kam zu kurz, der Leistungsaspekt wurde frühzeitig betont. In der Folge wurde die Leistungsideologie in den Vordergrund gerückt, meist verbunden mit einer übergroß positiven Bewertung von Reinlichkeit und Ordnung. Diese oft sehr kämpferisch vorgetragene Lebensgrundhaltung dient zur Abwehr der regressiven oralen Wünsche und Bedürfnisse. In diesem Bereich besteht ein hohes Maß an Unstrukturiertheit, Orientierungslosigkeit und damit Bedrohung, die durch die besondere Betonung von Sauberkeit und Ordnung in Schach gehalten werden.

Lumbalgie (Schmerzen im unteren Wirbelsäulenbereich)

Redewendungen, wie „das hat mir das Kreuz gebrochen" oder „zu Kreuze kriechen", werfen ein Licht auf mögliche psychodynamische Hintergründe. Eines stimmt auf alle Fälle: Das innere Gleichgewicht zwischen Ruhe, Geborgenheit, Schutz, Wärme, Vertrauen, Zuwendung, Liebe, Achtung, Ermunterung als Ausdruck der positiven Kräfte einerseits und Belastung, Überforderung, Angst, Wut, Fluchttendenzen, Kränkung, Erniedrigung, Abwertung andererseits ist gestört. Die negativen Kräfte haben ein deutliches Übergewicht.

Das Cervicalsyndrom

Ähnlich wie im Lumbalbereich können im Halsbereich der Wirbelsäule schmerzhafte Veränderungen auftreten. Auch hier werden chronische muskuläre Verspannungen als Ursache angegeben. Umgangssprachlich gesehen, können wir schon auf Auslöser schließen: „die Angst im Nacken", „halsstarrig sein", „am Schlafittchen genommen werden", „hartnäckig sein", „sitzt mir im Genick", „starrköpfig sein", „den Buckel hinhalten".

Schlafstörungen

Schlafstörungen sind mit dem Beschwerdebild „Krank ohne Befund" eng verknüpft. Sie bilden ein zentrales Symptom eines Serotoninmangel-Syndroms. Auch chronische Konflikte oder psychische Traumatisierungen kommen als Ursache infrage. Da Schlaflosigkeit die Beschwerden verstärkt, ist es vorrangig wichtig, die Schlafstörungen gut zu behandeln, sodass Erholung und Entspannung in der Nacht möglich sind.

Schlafstörungen stellen ein weit verbreitetes Phänomen unserer Zeit dar, die wichtigste Ursache dafür dürfte die allgemeine Reizüberflutung sein. Bei stationären Aufnahmen ins Spital sind Schlafstörungen durch diesen zusätzlichen Stressor noch häufiger, in der Allgemeinbevölkerung liegen sie bei etwa 20 Prozent. Im Wesentlichen handelt es sich bei Schlafstörungen um ein Ungleichgewicht der beiden Anteile des vegetativen Nervensystems. Der Sympathikus ist für Anspannung, Aufmerksamkeit und „Kampf" zuständig und bewirkt eine erhöhte Pulsfrequenz, Blutdrucksteigerung und Gefäßverengung, wodurch es zu kalten Händen und Füßen kommt. Der andere Teil des vegetativen Nervensystems, der Parasympathikus, führt zur Entspannung, er beruhigt den Herzschlag, senkt den Blutdruck, erweitert die Gefäße und regt die Verdauung an. Da viele Erkrankungen wie Schilddrüsen- und Angststörungen oder Atemwegserkrankungen Schlafstörungen auslösen können, sollten Schlafprobleme medizinisch abgeklärt werden. Sind alle Krankheitsursachen ausgeschlossen, möchte ich Ihnen empfehlen, die Schlafstörung als Ausdruck dafür zu nehmen, dass der Parasympathikus nicht ausreichend aktiviert wird und die entsprechende Entspannung sich dadurch nicht einstellen kann. Versuchen Sie, das Einschlafszenario genau zu beobachten und zu gestalten. Um sich zu entspannen, ist eine Reihe von Maßnahmen erforderlich. Jeder braucht dazu Ruhe, das Gefühl der Geborgenheit, des Schutzes, der ausreichenden Wärme. Dazu sollten einige Überlegungen angestellt werden:

- Ist es im Zimmer hinreichend ruhig oder sind Sie durch Lärmquellen wie Straßenlärm oder Unruhe im Haus gestört? Sollte es eine Störquelle geben, müssen Sie aktiv gegensteuern. Versuchen Sie selbst, eine Lösung zu erarbeiten. Manche Menschen schlafen gerne mit Oropax, um sich vor Lärm zu schützen, andere mit Musik, die den Hintergrundlärm neutralisieren kann und ein Gefühl von Vertrautheit und Versöhnlichkeit entstehen lässt. Wie ist die Lichtbeschaffenheit im Zimmer? Gibt es hier eine Störquelle? Scheint die Straßenbeleuchtung, eine Reklameschrift oder ein Blinklicht direkt ins Zimmer? Versuchen Sie zu erkennen, inwieweit es Sie stört, ob Sie das Zimmer abdunkeln können, wie finster Sie es brauchen oder ob Sie ein eigenes kleines Licht, das Ihnen wiederum das Gefühl von Selbstbestimmung und Geborgenheit vermittelt, haben möchten.

- Wenden Sie sich nun Ihrem Bett zu. Achten Sie darauf, dass das Bett ausreichend lang, breit und hart oder weich ist und suchen Sie sich eine für Sie geeignete Matratze. Wichtig ist, dass Sie das Bett gestalten. Es sollte ein Ort der Geborgenheit und Entspannung sein und Nestcharakter haben. Denn das Bett ist weit mehr als ein Funktionsmöbelstück. Gestalten Sie sich das Bett mit Polstern, Decken oder einer Nackenrolle. Beim Gedanken an Ihr Bett sollten Sie ein angenehmes Gefühl haben, es sollte Sie für die Nacht aufnehmen können und Ihnen angenehmen Schlaf schenken. Kinder haben zum Einschlafen gerne Teddybären oder andere Kuscheltiere und Schmusedecken. Eltern wissen: Das funktioniert. Warum also nicht auch in abgewandelter Form bei Erwachsenen? Ich empfehle dieses Phänomen zu nützen, wobei Symbole durchaus ausreichend sein können (siehe Kapitel Kuschelübung, S. 213 ff.). Die Raumtemperatur sollte stimmen. Es sollte nicht zu warm im Zimmer sein, aber auch nicht zu kalt. Beide Extreme sind unnötige Stressoren. Das subjektive Temperaturempfinden ist jedoch sehr unterschiedlich, daher muss jeder seine eigene Schlaftemperatur finden. Entscheidend ist, dass Sie unter der Decke mit der Zeit eine wohlige Wärme empfinden können, ohne dass Sie zu schwitzen beginnen. Vor allem die Füße sollten angenehm warm werden, damit der Parasympathikus aktiviert wird. Oft ist es hilfreich, Socken anzuziehen. Wie steht es mit der Luftfeuchtigkeit? In unseren Breiten ist die Luft im Schlafzimmer oft zu trocken. Dagegen helfen Zimmerpflanzen, Feuchttücher auf der Heizung und Luftbefeuchter.

- Wann essen Sie zum letzten Mal, bevor Sie abends zu Bett gehen? Vermeiden Sie auch hier Extreme. Ein voller Magen kann genauso wie ein leerer zu Schlafstörungen führen. Empfehlenswert ist ein beruhigender Tee mit Zucker oder Honig oder ein Glas warmer Honigmilch. Manchmal hilft auch ein Stück Schokolade oder ein Bonbon. Haben Sie den richtigen Schlafanzug? Die Kleidung zum Schlafen sollte aus Naturfasern bestehen, weil Kunstfasern bei empfindlichen Menschen das vegetative Nervensystem irritieren können. Entscheidend ist, dass Sie das Bett als Ort der Geborgenheit, des Schutzes und der Wärme positiv besetzen können. Wenn Sie sich in das Bett legen, dann am besten in Seitenlage mit leicht angezogenen Beinen, decken Sie sich gut zu und beachten Sie, dass auch Ihre Füße unter der Decke und in die Geborgenheit mit einbezogen sind. Lassen Sie sich nicht in das Bett fallen, sondern legen Sie sich in das Bett hinein wie ein Kind, das die Geborgenheit genießt. Betrachten Sie das Bett als Nest, in das Sie sich hineinkuscheln. Beachten Sie Ihre Grenzen, achten Sie darauf, wie Sie mit Ihrer Körperseite auf dem Bett liegen, wie Sie sich getragen und gehalten fühlen und wie Ihre Wange und Ihr Kopf auf dem Kopfpolster ruhen und dort Gemütlichkeit und einen Schutz gebenden Schoß finden. Die Decke, die groß genug sein muss, spendet Wärme, Geborgenheit und Schutz.

Versuchen Sie aus diesen Kraftquellen, die Sie umgeben, aus dem Bett, dem Kopfpolster und der Decke Energie aufzunehmen und probieren Sie, diesen Energiefluss aktiv zu steuern. Sie sollen Ihre Energie nicht abgeben und in das Bett hinein verlieren, sondern Sie sollen Energie gewinnen und sich kompakt und behaglich fühlen.

Als gute Einschlafhilfe empfehle ich Ihnen folgende Übung: Wenn Ihnen Gedanken durch den Kopf wandern, die sich nicht abstellen lassen, legen Sie Ihre Hand auf Ihren Oberbauch zwischen Brustbein und Nabel. Dort ist in der Tiefe das Sonnengeflecht, ein Zentrum des vegetativen Nervensystems. Nach kurzer Zeit werden Sie im Bauch unter Ihrer Hand einen warmen Punkt spüren. Konzentrieren Sie sich jetzt nur auf die Wärme: Sie werden sehen, dass die Konzentration auf die Wärme den Gedankenfluss verdrängt. Man kann nicht gleichzeitig denken oder grübeln und Wärme empfinden, denn das Wärmeempfinden ist in einem zentraleren Bereich des Gehirns angesiedelt und unterbindet das Grübeln. Wenn die Gedanken immer wieder zurückkommen, lassen Sie sich nicht irritieren, sondern kehren Sie immer wieder zum Wärmepunkt zurück, so lange, bis der Parasympathikus die Umschaltung ermöglicht und Sie einschlafen können.

- Medikamente: Als Schlafmittel sollte in erster Linie ein pflanzliches Medikament gewählt werden. Baldriandragees oder Tropfen aus Melisse, Kamille, Passionsblume etc. können hier unterstützend wirken, probieren Sie sie aus. Bringen diese pflanzlichen Mittel nicht den gewünschten Erfolg, ist es wesentlich empfehlenswerter, statt Schlaftabletten schlaffördernde Medikamente aus der Gruppe der Antidepressiva einzunehmen. Denn Schlaftabletten könnten zur Gewöhnung und Abhängigkeit führen. Für kurze Zeit in Phasen einer besonderen Belastung und um den Fehlerkreis zu durchbrechen, ist jedoch auch gegen diese Medikamente nichts einzuwenden. Besonders die sogenannten Z-Substanzen sind gut verträglich (Wirkstoff Zolpidem, Handelsname Zoldem oder Ivadal). Denn der Teufelskreis besteht darin, dass die Betroffenen Angst vor der Schlaflosigkeit entwickeln. Diese Angst schaltet wiederum den Sympathikus ein und die Chance, einzuschlafen, wird noch geringer. Außerdem gesellt sich noch das nächtliche Grübeln dazu. Die Angst vor dem nächsten Tag, vor der Tagesmüdigkeit, vor Erkrankungen oder vor einer schweren psychischen Störung kann die Nacht zu einer Zeit der Qual werden lassen. Bitte steuern Sie aktiv gegen und nehmen Sie die Schlafstörung als das, was sie ist: Als Turbulenz im Nervensystem und als Symptom, das ein vertrauensvolles Gespräch mit einem Arzt fordert, der beruhigend wirken und eventuell notwendige körperliche Untersuchungen in die Wege leiten kann.

Schmerzstörungen

Schmerzstörungen und das Phänomen „Krank ohne Befund" sind Geschwister. Circa die Hälfte der Betroffenen, bei denen Beschwerden auftreten, für die organisch und physiologisch keine entsprechenden Auslöser gefunden werden können, leidet unter Schmerzen. Um dieses Krankheitsbild besser verstehen zu können, müssen Sie sich alle Entstehungsmodelle noch einmal vergegenwärtigen. Denn sowohl der Serotoninmangel als auch der überfordernde Stress, chronische nicht bewältigte Konflikte, psychische Traumatisierungen in der Vergangenheit, schlechte Erlebnisse in der Kindheit und damit ein bestehendes Defizit an positiven Gefühlen, Verständnis und Zuwendung können Schmerzen mit verursachen.

Es ist vernünftig, Schmerzen als Schreie des Körpers zu verstehen, und noch besser, als Aufschrei des inneren verzweifelten Kindes. Damit wird es Ihnen als Betroffenem verständlich sein, dass sich der Schmerz nicht so einfach wegschicken lässt, genauso wenig wie man ein schreiendes, unglückliches Kind durch Aggressivität ignorieren oder durch Wegschicken beruhigen kann. Eine andere Vorgehensweise ist sinnvoll und notwendig. Wir müssen lernen, den Sinn des Schmerzes, den Hintergrund zu verstehen, wir müssen den Schmerz als Signal, als Warnung wahrnehmen und respektieren, wir müssen den Körper fragen: Was brauchst du, damit du nicht mehr schreien musst? Was kann ich dir anbieten, wie kann ich dich verwöhnen, was kann ich dir Gutes tun? Die meisten Übungen zum Aufbau des Seelenhauses sind auch Übungen, die ein körperliches Wohlbefinden, eine Entspannung und eine Schmerzlinderung herbeiführen können – und vergessen Sie nicht: Es ist ein langwieriges Programm, auf das Sie sich einlassen. Die Sprache des Körpers verstehen zu lernen und noch viel mehr, die Übungen sinnvoll umsetzen zu können ist wie das Erlernen einer Fremdsprache: Nur langsam sind Fortschritte möglich.

Menschen mit chronischen Schmerzstörungen tappen leicht in die Opferfalle. Aus dem Gefühl der Hilflosigkeit delegieren sie die Verantwortung für den Gesundungsprozess an den Arzt. Gerade bei der Bewältigung der Schmerzstörung muss jedoch eine Aufgabenteilung erfolgen. Wer die Verantwortung zur Gänze abgibt, begibt sich in die Abhängigkeit und in eine Spirale aus Enttäuschung, Kränkung und Wut. Die Abhängigkeit bedeutet eine Regression auf ein orales Niveau. Das heißt, die Betroffenen werden als defizitäre Sauger vom Arzt empfunden und in dieser Rolle zurückgewiesen. Was wiederum zu dem Gefühl des Nichtverstanden-Werdens beim Betroffenen führt. Unausgesprochen wird vom behandelnden Arzt die positive Mitgestaltung des therapeutischen Prozesses gefordert. Das Thema der Abhängigkeit ist jedoch so vielschichtig, dass es im Rahmen einer normalen Ordinationszeit kaum angesprochen geschweige denn ausdiskutiert werden kann.

Die Sexualstörungen des Mannes

Erektile Dysfunktion

Unter erektiler Dysfunktion versteht man, dass der Mann auf-grund von Erektionsproblemen nicht in der Lage ist, ein befriedi-gendes Sexualleben zu führen. Auch hier ist in erster Linie eine körperliche Abklärung beim Andrologen notwendig. Erektile Dysfunktion kommt auch als Begleitsymptom bei Erkrankungen wie Diabetes mellitus oder Bluthochdruck vor. Außerdem ist zu prüfen, ob sie nicht als Nebenwirkung eines verordneten Medika-ments wie etwa Betablocker oder auch Antidepressiva auftritt.

Die Erektionsschwierigkeit besteht darin, dass der Blutzu-strom im Schwellkörper des Penis nicht gestaut werden kann. Die Erektion ist ein Vorgang, der stark von Gefühlen, Fantasien, Ge-rüchen und Berührungen gesteuert wird. Die Schwierigkeit, ein steifes Glied beim Liebesakt zu entwickeln, ist ein großes Thema in der heutigen Zeit. Um den Hintergründen auf die Spur zu kommen, bedarf es einer vielschichtigen Analyse. Auf der einen Seite ist die Rollenverteilung zwischen den Geschlechtern einem rasanten Wandel unterzogen. Männer können sich nur noch schwer auf die früher übliche Position des „starken Geschlechts" zurückziehen. Sie werden zunehmend von den Frauen gefordert, müssen gleichermaßen im Haushalt ihren Beitrag leisten und bei der Kindererziehung helfen. Die Frau gestaltet das Berufsleben immer mehr mit und kann in Spitzenpositionen zur Vorgesetzten des Mannes werden. Das alles bringt die alten Strukturen ins Wanken und kann Männer verunsichern. Daher ist es für einen Mann wichtig, sich seine eigene Position zu erarbeiten, sich seiner selbst sicher zu sein und dies nicht nur, weil man dem sogenann-ten starken Geschlecht angehört.

Treten Probleme auf, ist es wichtig, einen verständnisvollen und einfühlsamen Gesprächspartner zu finden. Dieser kann auch ein ausgebildeter Sexualtherapeut sein. Um sich seiner selbst in der Sexualität sicher zu sein, muss man vernünftig und einfühlsam darüber reden können. Damit lassen sich Irritationen, was alles beim oder durch den Geschlechtsverkehr passieren kann, minimieren. Zu diesem Gespräch gehört die Erkenntnis, dass es in der Liebe und Sexualität nicht um eine Leistungsdemonstration, sondern um Begegnung geht, darum, den anderen zu suchen, ihn verstehen und begreifen zu lernen und ihn zu genießen. Damit wird auch der eventuell lauernden Selbstunsicherheit gegengesteuert. Es ist eine große Chance, durch einen wiederentdeckten Menschen zu einer neuen Erkenntnis über sich selbst zu finden und sich selbst vielleicht anders genießen zu können. Durch das Vertrauen auf die Begegnung können Ängste abgebaut werden. Das führt zu einer Sicherheit, die man sowohl in sich selbst als auch im Partner findet. Die Erektion ist nicht gleichzusetzen mit Liebesfähigkeit. Das Erfassen des anderen, der Hautkontakt, die Zärtlichkeit können eine neue Bedeutung gewinnen.

In unserer stressreichen Zeit müssen wir allerdings die erektile Dysfunktion auch in Zusammenhang mit dem Neurotransmittersystem sehen. Bei Überforderung, Erschöpfung und chronischem Distress kommt es zu einem Neurotransmittermangel. Und ein Symptom dieses Mangels ist die sexuelle Funktionsstörung. Auch hier können Psychopharmaka sehr gute Dienste leisten. Dazu ist die Beratung durch einen erfahrenen Arzt notwendig, da einige Serotonin-Wiederaufnahmehemmer sexuelle Funktionsstörungen auslösen oder verstärken können. Zwei Substanzen zeigen diese Nebenwirkungen nicht: Moclobemit oder Bupropion helfen gut beim Erschöpfungssyndrom und wirken eher sexuell stimulierend.

Die sexuelle Funktionsfähigkeit ist ein sehr sensibler Indikator für das psychosomatische Wohlbefinden. Störungen in diesem Bereich können als Warnlämpchen gedeutet werden: Irgendetwas ist nicht in Ordnung. Es lohnt sich, das Warnsignal ernst zu nehmen. Sowohl körperliche Erkrankungen als auch psychische

Überlastung können Gründe für sexuelle Funktionsstörungen sein. Eine Eigenanalyse ist notwendig. Warum leuchtet dieses Lämpchen? Möglichkeiten, wie Sie wieder ins seelische Gleichgewicht kommen, sind in diesem Buch aufgezählt. Manchmal wird jedoch auch ein offenes Gespräch mit dem behandelnden Arzt erforderlich sein.

Die Sexualstörungen der Frau

Ähnlich sind die Ursachen bei den Sexualstörungen der Frauen zu sehen. Verminderte Libido führt zu sexuellem Desinteresse, dies kann einen Bogen spannen von vermindertem sexuellen Verlangen, Bedürfnissen und Gefühlen bis hin zur Gereiztheit und zum intensiven Wunsch nach Distanz. Auch in diesem Fall ist eine organische Abklärung sinnvoll. Die Wahrscheinlichkeit, dass es sich um ein Distress-Symptom handelt, ist jedoch wesentlich größer. Auch Depressionen und posttraumatische Belastungsstörungen können im Hintergrund wirksam sein. Beim Gefühl der massiven Überforderung spricht der Volksmund davon, dass man nicht mehr weiß, ob man „a Mandl oder a Weibl" ist. Dass sich Überforderungssituationen auf die Libido auswirken, ist also allgemein bekannt.

Mitentscheidend bleibt allerdings auch die Frage, wie weit der Körper durch die Erziehung liebevoll besetzt ist (siehe De- und Resomatisierung, S. 114 ff.), aber auch die elterliche Einstellung zur Sexualität und das Vermitteln einer eventuell sexualfeindlichen Erziehung sind ausschlaggebend.

Bei der weiblichen Sexualität treten vor allem im Lustempfinden und bei der Orgasmusfähigkeit Probleme auf. Auch das hat seine Wurzeln in der mangelnden Selbstliebe, in der mangelnden Harmonie mit dem „inneren Liebhaber", aber auch in der Begegnungsfähigkeit mit dem anderen. Hier ist der Mann gefordert, auf die Wünsche und Bedürfnisse seiner Partnerin einzugehen und Freude dabei zu empfinden, zu erkunden, was sie genießen kann und was ihr unangenehm ist, und ihr auch dazu zu verhelfen, dass Liebe und Sexualität für sie beide erfüllend wird. In der Sexualität können wir alle psychosomatischen Entwicklungsstufen in rascher Abfolge erleben oder auch beobachten. So wie in der menschlichen Entwicklung zuerst die Haut und der Mund von vorrangiger Bedeutung sind, stehen auch in der körperlichen Liebe und Begegnung die Berührung, das Streicheln und das Küssen zuerst im Vordergrund. Dazu ist es aber notwendig, dass Männer sich auf diese frühe Begegnungsform einlassen und sie nicht als kindlich oder kindisch abtun. Sexualität hat mit Suchen und Finden zu tun und dazu gehört ein langsamer Beginn. „Harter Sex" ist eine Spielvariante zwischen Menschen, die sich das so ausmachen, für die meisten Frauen ist das aber eine große Überforderung, die sie sich nicht aufzwingen lassen sollten. Männer müssen erst wieder zu einer erfüllten Form der Begegnung finden und sind anfangs auch verunsichert, was das eigentlich bedeutet.

Tinnitus

Unter Tinnitus versteht man die Wahrnehmung von Geräuschen, ohne dass aus der Umwelt entsprechende Signale gehört werden können. Die Geräusche, die sehr vielfältig sein können, von Rauschen, Klingeln über Pfeifen, mit unterschiedlicher Frequenz und Intensität, entstehen also im Kopf. Tinnitus ist eine sehr häufige Erkrankung und betrifft 10 Prozent der Allgemeinbevölkerung. Bei 0,5 Prozent führt der Tinnitus zu einer starken Belastung, mit massiven Beeinträchtigungen im Alltag, die Hälfte aller Betroffenen berichtet über einen mittelstark bis stark ausgeprägten chronischen Tinnitus. Was die Ursache betrifft, existieren verschiedene Theorien und es ist von einer multifaktoriellen Genese auszugehen. Im ersten Schritt muss immer eine organische Ursache ausgeschlossen werden. Im zweiten Schritt gilt es, wie bei allen anderen somatoformen Störungen, zu ergründen, ob es Auslösesituationen oder Szenen gibt, in denen der Tinnitus verstärkt auftritt. Eine vorrangige Therapie bietet die Stressanalyse und Verbesserung der Stressbewältigung. Hier ist es notwendig, besser auf seine Grenzen achten zu lernen und zu beobachten, wer Regie führt und wie man wieder zur Kontrolle der Situation finden kann. Auch ein gesundes Selbstmanagement ist erforderlich. Belastende Situationen können zu einer Erhöhung der Muskelspannung im Halsbereich, aber auch im Bereich der Kiefermuskulatur führen und sind damit ebenfalls ein Auslösefaktor für Tinnitus. Therapeutisch kann in diesem Fall das Biofeedback eingesetzt werden, womit sich die Entspannung der Muskulatur in diesen Regionen trainieren lässt. Auch traumatische Erfahrungen werden als Auslöser für den Tinnitus beschrieben.

Man unterscheidet einen akuten und einen chronischen Tinnitus. Der akute Tinnitus hat meist einen Auslöser wie ein Knalltrauma oder eine psychophysische Überforderung. Sind die Betroffenen durch das Tagesgeschehen vom Tinnitus abgelenkt, so empfinden sie das Ohrgeräusch meist weniger laut. Sehr unangenehm wird es aber in der abendlichen Stille oder beim Schlafengehen: Einschlafschwierigkeiten sind die Folge. Interessant ist, wie unterschiedlich Menschen mit der Belastung durch das Ohrgeräusch umgehen. Es gibt Betroffene, die sich richtiggehend in das Geräusch verbeißen, die immer wieder kontrollieren, ob es noch da ist und ob es leiser oder lauter wird. Auf der anderen Seite wieder gibt es Menschen, denen es gelingt, das Geräusch zu ignorieren. Der akute Tinnitus muss vom Hals-Nasen-Ohrenspezialisten abgeklärt und gegebenenfalls medikamentös behandelt werden.

Von psychiatrischer Seite her sollten beruhigende Antidepressiva eingesetzt werden, wodurch man sich als Betroffener so weit vom Tinnitus distanzieren können sollte, dass Ein- und Durchschlafen möglich wird. Dadurch wird der Teufelskreis durchbrochen. Die Betroffenen fürchten sich oft schon vor dem

Zubettgehen davor, dass dann der Tinnitus seine volle, quälende Lautstärke entwickelt und Schlafen unmöglich macht. Mit der Gewissheit des Einschlafens ist ein großer Stressor und Verstärker des Tinnitus gebannt. Durch psychologische Hilfe sollte eine bessere Distanzierung vom Ohrgeräusch erlernt werden. Aus psychodynamischer Sicht steht die Fähigkeit, sich besser abgrenzen zu können, im Vordergrund. Das bedeutet auf der inneren Bühne, innerhalb der eigenen Grenzen und des eigenen Gartens zu neuer Kraft, Entspannung, Erholung und zur Selbstliebe zu finden, sich von einer belastenden Umwelt abzugrenzen und das Außen zu ignorieren (siehe Kapitel Mangel an Abgrenzung, S. 128 f.). Ich habe viele Lehrer mit Tinnitus behandelt. Bei diesem Beruf ist es ein besonderes Kunststück, bei sich selbst zu bleiben und trotzdem den Schülern etwas mitgeben und vermitteln zu können. Allzu leicht ist das Gleichgewicht zwischen Geben und Nehmen gestört und oft sind es die Engagiertesten, die nach einigen Jahren dieses Ungleichgewicht bei sich selbst bemerken müssen.

Unterbauchschmerzen

Chronische Unterbauchschmerzen machen etwa 15 bis 20 Prozent aller Patienten in der gynäkologischen Praxis aus und zählen somit zu den häufigsten Beschwerden. Obwohl bei den Studien immer wieder betont wird, dass nur bei einem Viertel der Patientinnen eine organische Ursache gefunden werden kann, ist es nicht selbstverständlich, im Rahmen eines psychosomatischen Gespräches die Weichen für ein umfassenderes Verständnis zu stellen. Die Untersuchungsergebnisse zeigen immer wieder ähnliche Resultate. Nach Elfriede Greimel und Mitarbeitern von der Universitätsklinik Graz weist ein Großteil der Frauen Belastungsfaktoren in verschiedenen Lebensbereichen auf. Mehr als die Hälfte der untersuchten Frauen klagten über Partner- und Sexualprobleme, 38 Prozent über familiäre Schwierigkeiten und

41 Prozent waren mehrfach belastet. Etwa ein Drittel berichtete von Gewalterfahrungen und traumatischen Erlebnissen in der Kindheit. 20 Prozent hatten frühe Verlusterlebnisse und 19 Prozent stammten aus Broken-home-, also desolaten Familien. Obwohl diese Ergebnisse geradezu nach einer psychotherapeutischen Unterstützung schreien, gehört die Weichenstellung in diese Richtung zu den Ausnahmefällen. Ähnliche Ergebnisse brachte eine Untersuchung von Barbara Maier und Anna Wenger am Universitätsklinikum Salzburg, bei der 220 Patientinnen sogar mittels einer Beckenspiegelung organisch untersucht wurden. Auch in dieser Studie wurden die psychodynamischen Hintergründe mit ähnlichen Resultaten erhoben. Daraus kann man mehrere Dinge schließen: Dass erstens ein großer Teil von Patientinnen mit Unterbauchbeschwerden an Störungen leidet, die nicht organisch erklärbar sind; zweitens, dass sowohl die Patientinnen als auch die abklärenden Ärzte auf der organischen Schiene bleiben. Das bedeutet, die Ärzte weisen nicht zu und die Patientinnen möchten nicht zu einer psychologisch-psychotherapeutischen Abklärung geschickt werden; und drittens, dass der psychodynamische Anteil ausgeklammert wird, obwohl dieser, wie jene Untersuchung ebenfalls zeigt, einen wesentlichen Hintergrund der Beschwerden darstellt. Hier sind wir wieder mitten in der Not der Psychosomatik. Die Haare könnten einem zu Berge stehen, was – nebenbei bemerkt – vielleicht einmal als Bild der somatoformen Störung eines Psychosomatikers im beginnenden dritten Jahrtausend Eingang in die Fachliteratur findet …

Die Zähne

Im Bereich der Zähne und des Kiefers können verschiedene Beschwerdebilder auftreten, die unter dem Begriff „Krank ohne Befund" verstanden werden müssen. Der wichtigste Bereich betrifft medizinisch nicht erklärbare Schmerzzustände. Nach Jens

C. Türp stellen Schmerzen im Bereich der Kiefermuskulatur und -gelenke bei etwa drei Prozent der erwachsenen Bevölkerung ein behandlungsbedürftiges Grundproblem dar. Der zweite Bereich ist das Zähneknirschen. Beide Bereiche werden zum größten Teil nach wie vor auf der organmedizinischen Schiene behandelt. Aufbissschienen sollen den Zahnschwund, ausgelöst durch das Zähneknirschen, verhindern und Zahnregulierungen die Fehlstellungen ausgleichen, die als Ursache des Schmerzsyndroms angenommen werden. Oft werden Zähne behandelt, ohne dass eine organische Ursache gefunden werden konnte. Ich habe Menschen erlebt, denen reihenweise die Zähne entfernt worden sind, ohne dass sich das Schmerzsyndrom gebessert hätte. Wir befinden uns auch hier wieder in einer typischen Einbahnstraße. Der psychosomatische Ansatz wird vernachlässigt. Dabei zeigen Studien ganz klar den psychodynamischen Hintergrund auf. Nach Donald A. Seligman und Andrew G. Pullinger können bei mehr als 50 Prozent der Betroffenen Traumata in der Vorgeschichte festgestellt werden.

Der psychodynamische Hintergrund ist leicht verständlich. Jeder trägt Botschaften in sich, wie: „Beiß die Zähne zusammen, das musst du aushalten, da musst du durch", oder: „Das Leben ist hart, da musst du dich durchbeißen." Beißen ist ein aggressiver Akt. Ein Mensch, der die Zähne zusammenbeißt, ist verbissen. Die Aggressivität wird gegen die eigene Person gerichtet. Insgesamt befindet man sich in einer Kampfszene. Insofern entspricht die Anspannung der Kaumuskulatur der Kampfanspannung des ganzen Körpers. Sie beinhaltet aber auch eine Schutzfunktion. Im Kampf könnte man sich sonst auf die Zunge beißen oder leichter eine Kieferverletzung davontragen. Die Anspannung der Kiefermuskeln signalisiert auch Entschlossenheit und Willensstärke.

Dahinter steckt eine Grundhaltung, die einerseits mit Stolz belegt ist, andererseits jedoch in sich ein Verhaltensmuster birgt, das sich gegen die eigene Gesundheit richtet. Zähneknirschen bedeutet tatsächlich eine Gefährdung der Zähne. Oft sehen wir einen enormen Zahnabrieb als Folge jahrelangen Zähneknirschens.

Der erhöhte Aufbissdruck ist für die Betroffenen auch tagsüber zu spüren. Durch die Verspannungen in der Kiefermuskulatur entstehen Schmerzen im Kiefer, aber auch in den Kiefergelenken.

Das Vollbild des Knirschens kommt jedoch meist erst in der Nacht zum Tragen. Hier ist die willentliche Korrektur aufgehoben und der Verbissenheit wird Raum gegeben. Das Leben wird als Kampf gesehen und diese Kampfszenen bestimmen die Träume. Entsprechend erhöht ist der allgemeine Muskeltonus und damit verknüpft die erhöhte Anspannung im Bereich der Kiefermuskulatur. Als Folge des Zähneknirschens können nicht nur Schmerzen im Bereich des Kiefergelenkes oder der Zähne entstehen, sondern oft wird ein chronischer Spannungskopfschmerz mit verursacht. Auch die Verbindung zu Tinnitus, zu Ohrgeräuschen ohne äußeren Auslöser, ist belegt.

Im Hintergrund dieses Beschwerdebildes stehen nicht verarbeitete Traumata, Konflikte, Streit, Kränkungen, Auseinandersetzungen, Sorgen, Misshandlungen, Züchtigungen in der Kindheit, Demütigungen und Ähnliches. Verbissene Menschen leben Lebensmaximen, die für den Psychosomatiker ungesund wirken. Reden ist Silber, Schweigen ist Gold: Das bedeutet gleichzeitig, alle Probleme in sich hineinzufressen und nur mit sich selbst auszumachen. Schwäche zu zeigen ist nicht erlaubt, denn ein Indianer kennt keinen Schmerz. Es existiert das innere Bild des kämpfenden Helden, und diese Strategie muss mit einem hohen Maß der Gefährdung der eigenen Gesundheit und mit innerer Einsamkeit bezahlt werden.

Wie im Laufe dieses Buches schon erwähnt, sind aus psychotherapeutischer Sicht andere Bewältigungsstrategien zu empfehlen. Es ist notwendig zu lernen, mit sich selbst fürsorglich und liebevoll umzugehen. Dazu gehört auch zu erkennen, dass man Entspannungs- und Ruhepausen benötigt. Der liebevolle innere

Dialog steigert den Selbstwert und ermöglicht auch eine Begegnung mit und Öffnung den Mitmenschen gegenüber. Sorgen können ausgesprochen werden und verlieren damit langsam ihre Auswirkung auf das Vegetativum. Probleme sollen beleuchtet und gelöst und nicht nur ausgehalten und ertragen werden. Für viele Betroffene bedeutet eine solche Strategie jedoch ein echtes Umdenken. Eingefahrene und vermeintlich sichere Verhaltensweisen müssen langsam aufgegeben und durch neue ersetzt werden. Dabei kann dieser Prozess durchaus ein langfristiger sein. Es sind Fähigkeiten, die man allmählich entwickeln kann. Zuerst kommt die theoretische Auseinandersetzung mit den anderen Konzepten, dann die Übungsphase und schließlich wird es leichter gelingen, durch die neuen Fähigkeiten die Verbissenheit aufzugeben.

Vierter Teil

Therapeutische Möglichkeiten

Die erste Ansprechperson für einen Betroffenen mit körperlichen Beschwerden ist der Allgemeinmediziner. In diesem Erstkontakt stehen die Beschreibung der Symptome sowie die körperliche Abklärung im Vordergrund. Wenn die körperlichen Befunde keine ausreichenden Erklärungen für die Beschwerden bieten, muss der Wahrnehmungshorizont erweitert werden. Trotzdem: Auch wenn keine organische Erklärung gefunden wurde, ist es von größter Wichtigkeit, dass der Arzt die Beschwerden des Patienten weiterhin in derselben Weise ernst nimmt wie zu Beginn seiner Untersuchung. Der Patient ist in seiner Glaubwürdigkeit zu bestätigen. Denn aufgrund der schon vielfach beschriebenen Mechanismen braucht und fordert dieser ja auch weiterhin eine organmedizinische Erklärung ein. Der Arzt muss ihm jedoch jetzt aktiv die Phänomene, die mit „Krank ohne Befund" verknüpft sind, verständlich machen. Noch ist nicht klar, ob es sich um eine somatisierte Depression, um eine somatoforme Störung oder die körperlichen Folgen einer posttraumatischen Belastungsstörung handelt. In dieser Phase ist es entscheidend, dass der Arzt aktiv gemeinsam mit dem Patienten ein Verständnis für die psychodynamischen Hintergründe der Beschwerden erarbeitet. Auf keinen Fall darf der Arzt versuchen, den Prozess zu verkürzen. Die schlimmste Meldung lautet: „Sie haben nichts." Fast so schlimm und ähnlich kontraproduktiv sind Aussagen wie: „Organisch sind Sie gesund, dann muss es wohl psychisch oder psychosomatisch sein." Auch gut gemeinte Ratschläge wie „Diese Symptome können Ausdruck einer Überlastung oder eine Stressreaktion sein. Spannen Sie aus, schalten Sie einen Gang zurück, fahren Sie auf Urlaub" oder Ähnliches werden genauso den Widerstand des Patienten hervorrufen und führen nicht zur Lösung.

Es ist also unabdingbar, genügend Zeit aufzuwenden, um dem Patienten die Mechanismen zu erklären, in ihm Verständnis zu wecken und eine Vertrauensbasis aufzubauen. An dieser Stelle sind Zeit, Wissen und Vertrauensaufbau eng miteinander verknüpft. Wenn im Hintergrund der Druck eines überfüllten Wartezimmers spürbar ist, wird es kaum möglich sein, ausreichend Zeit zur Verfügung zu stellen. Und unter diesem Druck werden auch im betroffenen Patienten kaum die Bereitschaft, die Lust und die Freude entstehen, das Phänomen entsprechend zu erklären. Es empfiehlt sich also, einen Extratermin zu vereinbaren, womit wir wieder bei dem Problem der Bezahlung wären.

Erst wenn diese Grundbedingungen erfüllt sind, wird sich der Betroffene auf ein vertieftes Gespräch einlassen können. Man sollte dem Patienten möglichst in seinen Worten – indem man sich auf dessen Sprache einstellt – mögliche Erklärungsmodelle liefern. Da dies gar nicht so einfach ist, würde ich eine Anleihe bei der Psychodramatherapie nehmen und einen Rollenwechsel in die Position des Patienten vorschlagen, um den richtigen Ton und die passenden Ausdrücke zu finden. „Hole den Patienten dort ab, wo er steht", lautet ein psychosomatischer Leitspruch. Der Psychodramatherapeut Reinhard Krüger schlägt die Doppelgängerposition vor: Da begibt sich der Arzt virtuell an die Seite des Patienten, um die ganze Problematik aus seinem Blickwinkel zu sehen und zu erleben. Gemeinsam mit dem Patienten werden zuerst Erklärungsmöglichkeiten für das bestehende Krankheitsbild gesucht und erwogen. Erst dann werden Problemlösungsmöglichkeiten erarbeitet. An diesem Punkt wird sich eine Aufgabenteilung abzeichnen. Wenn eine medikamentöse Therapie notwendig ist und der behandelnde Arzt über ausreichend Erfahrung verfügt, wird er selbst die medikamentöse Behandlung übernehmen. Manchmal wird aber eine Überweisung zum Facharzt für Psychiatrie und psychotherapeutische Medizin erforderlich sein.

Wobei es wichtig ist, dass dem Betroffenen auf gar keinen Fall das Gefühl vermittelt wird, dass er womöglich verrückt sei. Die oft notwendige psychotherapeutische Behandlung wird meist ebenfalls ein Spezialist übernehmen müssen, da dies schon aus Zeitgründen nicht in der Ordination eines Allgemeinmediziners durchgeführt werden kann.

Wir sind nun an einem wesentlichen Punkt des therapeutischen Prozesses angelangt: Sie müssen als Betroffener einen Therapeuten finden, der zu Ihnen passt, zu dem Sie Vertrauen entwickeln können. Aus Psychotherapiestudien wissen wir, dass die Wahl des richtigen Therapeuten einen entscheidenden Einfluss auf den Therapieverlauf hat. Hier kommt wieder dem Allgemeinmediziner oder dem Facharzt für Psychiatrie und psychotherapeutische Medizin eine wichtige Rolle zu. Sie sollten im therapeutischen Netzwerk eine Drehscheibe bilden und eine gute Empfehlung aussprechen können. Erkundigen Sie sich aber auch bei Freunden und Bekannten, wer über einen guten Ruf verfügt und wer sich auf das Thema spezialisiert hat, das Sie zu bearbeiten haben. Nicht die Therapieschule sollte das entscheidende Kriterium sein, sondern das Vertrauen, gepaart mit Wissen und Können. Gute Psychotherapeuten sollten genauso selbstverständlich weiterempfohlen werden, wie dies derzeit schon bei Masseuren oder Physiotherapeuten der Fall ist.

Als Betroffener kommt Ihnen noch eine andere, wesentliche Aufgabe zu. Sie selbst müssen Interesse für das Phänomen „Krank ohne Befund" entwickeln. Sie selbst müssen neugierig auf die Hintergründe sein, die das Geschehen bestimmen können. Sie selbst müssen die Zusammenhänge erkennen wollen. Sie selbst müssen bereit sein, an der Lösung des Problems zu arbeiten, sich selbst auf die Schliche kommen. Wenn Sie nicht prinzipiell die Weiche in diese Richtung gestellt haben, werden Sie sich, unter Umständen, in die lange Reihe der Patienten einreihen, die ihren Arzt vor sich hertreiben und ihn zu immer wieder neuen und aufwändigeren Untersuchungsmethoden veranlassen, die ihn vielleicht sogar dazu zwingen, Operationen vorzunehmen, die sich im Anschluss als nicht zielführend erweisen.

Ich möchte Sie in diesem Zusammenhang auf noch einen weiteren Punkt aufmerksam machen. Es geht nicht um das Bekämpfen Ihres bisherigen Verhaltens. Es geht um ein Verstehen, ein Durchschauen und ein Dazulernen. Alles, was Sie spüren und worunter Sie leiden, hat in gewisser Weise auch Sinn. Wenn Sie einen inneren Kampfschauplatz in sich entdecken, hat es keinen Sinn, bildlich gesprochen, die Rüstung und die Waffen abzuwerfen und sich im Anschluss nackt und hilflos zu fühlen. Es hat vielmehr Sinn, zu entdecken, dass neben diesen Kampfschauplätzen auch Bereiche existieren, in denen Sie sich entspannen, wohlfühlen und zu ihrer eigenen inneren Sicherheit und Harmonie finden können. Darum sind mir die Übungen zum Aufbau des Seelenhauses so wichtig. Damit sollte es Ihnen leichter gelingen, die belastenden Situationen und Erlebnisse, Kränkungen und Misshandlungen auf ihrer inneren Bühne aufzuwiegen und leichter erträglich zu machen. Vieles, was Sie erlebt haben, kann man nicht ungeschehen machen. Verletzungen und Kränkungen sind untrennbar mit dem Leben verbunden. Die Frage ist nur, was Sie dagegenhalten können. Ob Sie sich von diesen niederdrücken, in ihrer ganzen Befindlichkeit und Persönlichkeit negativ beeinflussen lassen oder ob es Ihnen gelingt, Zugang zum Guten, Schönen, Lebendigen und Bunten zu finden. Jeder Mensch trägt in sich das Glücksgen. Wir müssen lernen, dieses derart zum Schwingen zu bringen, dass es langsam wieder die Vorherrschaft übernimmt.

Die weiterführende Psychotherapie

Die fachspezifische Behandlung wird demnach ein Psychotherapeut, der von seiner Grundausbildung ein Mediziner sein kann, aber auch Psychologe oder Pädagoge, durchführen müssen. In Deutschland kann das auch ein Facharzt für Psychosomatische

Medizin und Psychotherapie sein. Hier werden zu Beginn ähnliche Hürden zu überwinden sein. Zu unbekannt ist das Phänomen der somatoformen Störungen. Zu unbekannt ist die Tatsache, dass der Körper mit Schmerzen und anderen Beschwerden auf Überlastung reagieren kann. Der Patient und sein Therapeut müssen sich Zeit nehmen, um eine gemeinsame Sichtweise zu entwickeln. Erst wenn der Patient die psychodynamischen Zusammenhänge erkennen, die situativen Auslöser und Verstärker des Krankheitsgeschehens benennen kann, wird eine neue Ordnung und damit eine Beruhigung seiner Verunsicherung und Angst möglich sein. Erst dann kann der psychotherapeutische Prozess richtig losgehen – im Sinne der Analyse der Belastungen und gleichzeitig dem Erkennen und Aufbauen von Gegenstrategien.

Anhand der vielfältigen Entstehungsmechanismen haben Sie schon gesehen, wie komplex das Hintergrundgeschehen aufgebaut ist. Im Prinzip gehört das Wissen um die psychischen Faktoren zu den Grundweisheiten des Lebens. Das Problem ist nur, dass sie uns nie gelehrt worden sind. Wenn wir Glück haben, wachsen wir in einer einigermaßen geordneten Familie auf und können die positiven Faktoren erleben. Auch hier werden sie jedoch selten reflektiert. Schon gar nicht lernen wir darüber im Kindergarten oder in der Schule. Hier wird uns zwar beigebracht, dass das tägliche Zähneputzen vor Karies schützt – wie der Mensch in seiner Seele aufgebaut ist, wird uns jedoch vorenthalten. Wir müssen erst mühsam lernen, ein Verständnis für den Körper zu haben. „Der Körper ist dein bester Freund, du musst nur lernen, ihn wahrzunehmen und zu verstehen", heißt ein wichtiger Leitspruch in der Psychosomatik. Die körperlichen Symptome sagen nichts anderes, als dass der Körper so nicht weitermachen möchte. Das Beschwerdebild kann man auch als Rebellion gegen den bisherigen Lebensstil sehen. Wir müssen ihm also dankbar sein und ihn fragen, was er braucht, damit es ihm wieder besser geht. In der Psychotherapiemethode des Psychodramas wird im Rahmen der Behandlung tatsächlich ein intensives Gespräch mit dem Körper, etwa mit dem schmerzhaften Organ im Rahmen eines Rollenspiels in Szene gesetzt. Durch diese Übung wird klar, dass es im Körper verschiedene Botschaften gibt. Vom Gehirn gehen Durchhalteparolen aus: „Lass dich nicht gehen, halte durch, reiß dich zusammen." Der Körper ist erschöpft, ausgelaugt und will so nicht mehr weitermachen. Er fordert Verständnis, Streicheleinheiten, Wärme, Schutz und Geborgenheit. Der Mensch braucht in seinen Ursehnsüchten Zuwendung und Liebe. Aus verschiedensten Gründen kam der Betroffene in ein Defizit, etwa durch überhöhten Leistungsanspruch oder Ehrgeiz, der vielleicht wieder als Kompensation eines geringen Selbstwertgefühls gesehen werden kann. Es kann aber auch sein, dass er abwertende Botschaften der Eltern wie „das wirst du nie schaffen, du bist ein Versager" Lügen strafen wollte (vgl. Kapitel emotionale Defizite in der geschichtlichen Entwicklung, S. 110 ff.).

Oft hat man sich so weit von seinen Grundbedürfnissen entfernt, dass man mit Liebe und Zuwendung gar nichts mehr anfangen kann. Das berichten viele Patienten, die an einem Burnout-Syndrom leiden.

Womöglich lebt man aber auch mit Menschen, von denen man nicht so ohne Weiteres Liebe und Zuwendung erfährt. Dann gewöhnt man sich an diesen Zustand und entwickelt eine innere Härte. Die erste Aufgabe in der Psychotherapie besteht dann darin, dass man wieder Zugang zu seinen Gefühlen und Sehnsüchten erhält. Oft ist dies nur durch eine Rückblende in glückliche Zeiten des Lebens möglich. Im zweiten Schritt gilt es zu lernen, sich selbst liebevoll zu versorgen und dies nicht als Hohn zu empfinden, da man ja die Zuwendung eigentlich von jemand anderem bekommen will. Das erste Ziel ist also Autonomie. Wer gelernt hat, sich selbst gut zu versorgen, ja sogar sich selbst liebevoll zu verwöhnen, mit sich selbst in einem guten inneren Dialog zu stehen, dem wird es gelingen, zu innerer Harmonie und Ausgeglichenheit zu finden. Erst dann wird eine tiefe und reife Beziehung zu einem anderen Menschen möglich sein.

Der Mensch ist, was er denkt

Ein bekannter Spruch lautet: „Gedanken sind frei." Diese Fähigkeit des Menschen muss man aber erst zu nützen wissen. Es ist unumgänglich, ein paar Rahmenbedingungen zu beachten. Das erste Grundprinzip besagt, die innere Bühne von der äußeren Bühne einigermaßen zu trennen. Die äußere Bühne, also die Welt, in der wir leben, ist in den meisten Fällen nicht heil. Der Mensch ist jedoch aufgrund seines Urprogramms, seiner Ureichung, positiv orientiert. Von Geburt an hat er Vorstellungen, wie liebevoll, fürsorglich, schützend, versorgend seine Eltern mit ihm umgehen sollen. Von Anfang an existiert im psychischen Urprogramm eine Idee der Wunschmutter und des Wunschvaters. Wie ich später noch anhand der Übungen zur Festigung des Seelenhauses erklären möchte, soll das Ziel sein, einen Zustand des inneren Wohlbefindens, des positiven inneren Dialogs zu finden und sich selbst liebevoll zu versorgen. Das Ergebnis soll die Entwicklung eines gelungenen, positiven Selbstmanagements sein, so wie Rainer Sachse es genannt hat. Es soll gelingen, eine wunderschöne innere Welt aufzubauen und gegen die Unwetter und Stürme der Außenwelt zu verteidigen.

Dies klingt zunächst sehr theoretisch. Als erster Schritt ist es jedoch notwendig, diese Theorie zu verstehen und auch zu akzeptieren, damit Sie sich im zweiten Schritt gut auf die praktischen Übungen zur Stärkung des Seelenhauses einlassen können. So gelangen Sie zu einem gefühlsmäßigen und in der Folge körperlichen und vegetativen Erfassen und Nachempfinden. Wenn Sie in dieser positiven Weise mit sich selbst umgehen, werden Sie als Ergebnis bemerken, wie Sie aus sich selbst heraus strahlen, wie fröhlich und gelassen Sie sind und plötzlich in einer ganz anderen Weise mit Problemen umgehen können. Sie sind dann nicht mehr der Sklave Ihrer Umwelt. Sie werden in der Lage sein, sich in Ihren Stimmungen nicht mehr vom Chaos der umgebenden Welten abhängig zu machen. Sie werden es dann auch schaffen, in einer verrückten Welt bei sich zu bleiben und sich in Ihrer Haut wohlzufühlen. Mit dieser Basis wird es Ihnen entscheidend leichter gelingen, in positiver Weise zu Problemlösungen auf der äußeren Bühne beizutragen.

Das wesentliche Ziel ist, eine Idee, eine Vorstellung bis hin zur klaren Überzeugung zu entwickeln, was es heißt, in Gedanken und Gefühlen unabhängig zu sein. Hierzu muss der innere Dialog lebendig, liebevoll, herzlich, verwöhnend, aber auch kritisch gestaltet werden. Das Ergebnis soll die Freude über die eigene Existenz sein. Man muss lernen, richtiggehend Spaß mit sich selbst zu haben. Das wirkt dann ansteckend. Dazu ist es notwendig, im innerseelischen Dialog zu Gefühlen, die vielleicht auch belastend sind, die komplementären Rollen in sich selbst aufzustöbern und zum Klingen zu bringen. Jeder Mensch hat ängstliche Anteile und genau diese brauchen einen inneren Gesprächspartner, der Schutz, Wärme und Geborgenheit vermitteln kann. Wenn Sie wütend sind, ist es erforderlich, Ihre innere, beruhigende Instanz zu aktivieren, wenn Sie traurig sind, Ihren inneren Tröster, und wenn Sie Angst haben, Ihren inneren Mutmacher.

Es ist eine prinzipielle Entscheidung, ob man diesem inneren Dialog zustimmen kann und will. Als Psychotherapeut erlebt man eine starke Tendenz, dass der Dialog auf der äußeren Bühne eingefordert wird. Der Ängstliche möchte von seiner Umwelt Schutz und Geborgenheit erfahren, der Wütende will von seiner Partnerin beruhigt, der Traurige von Freunden getröstet werden. Dagegen ist natürlich nichts einzuwenden. Wenn der Dialog jedoch ausschließlich im Kontakt mit den Mitmenschen gelebt wird, entstehen automatisch Abhängigkeiten und diese können wiederum zu Enttäuschungen, Kränkungen und Vorwürfen führen. Als Reaktion bleibt dann oft nur die Opferrolle (siehe S. 119 ff.), die sich aber als Sackgasse erweist – weil der Ausweg bloß im Erlernen der Autonomie liegen kann.

Sich von anderen abhängig zu machen, wie das etwa im Zustand des Verliebtseins der Fall ist, bedingt in der Folge die Angst vor dem Verlassenwerden. Den anderen quasi als Teil der eigenen Person zu erleben bedeutet im Falle der Trennung das Gefühl, persönlich in der Mitte auseinandergerissen zu werden. Mit diesen Gefühlen sind wiederum Schmerzen oder Funktionsstörungen der Organe verbunden – dann sind Sie krank ohne Befund. So schilderte mir Frau K., dass sie unter chronischen Blasenbeschwerden leide. Im Laufe des Gesprächs stellt sich heraus, dass ein wesentlicher Faktor eine Unsicherheit in Bezug auf den Partner darstellt. Sie hat große Sehnsucht nach Klarheit, Sicherheit und Geborgenheit. Ihr fehle das Gefühl der inneren Harmonie zum Partner, sie stelle sich ein größeres Maß an Vertrautheit vor. Ihr Partner sei ihr zu eigenständig, zu unabhängig, habe seine eigenen Gedanken und seine eigene Gefühlswelt, wozu ihr der Zutritt verwehrt werde. Trotzdem liebe sie ihn und sei von seiner ganzen Art und von seiner Person fasziniert. Die Psychotherapie zielt darauf ab, auf der Basis von Autonomie zu Ausgewogenheit zwischen Unabhängigkeit und Abhängigkeit zu finden und über die Begegnung, das Wahrnehmen und die Freude über den anderen auch die Liebe leben zu können.

Kinder brauchen Märchen – Erwachsene auch

Die Auseinandersetzung mit diesem Thema ist von zentraler Bedeutung. Wir müssen in uns selbst spüren, was uns guttut und was nicht. Aus psychologischer Sicht ist der Mensch so gebaut, dass er sich bei einem Film oder einem Theaterstück das „Happy End" wünscht. Das entspricht auch der impliziten Sehnsucht des Menschen, dass der/das Gute siegen soll und der/das Böse bestraft wird. Hier sind wir schon in der Nähe der Märchenwelt. Entsprechende Filme unterstützen uns in diesen Wünschen. Wer glaubt, dass Märchen nur etwas für Kinder sind, verbaut sich selbst eine essenzielle Kraftquelle. Es geht im Wesentlichen darum, wie viel Gutes, Romantisches, Liebevolles und Nährendes ich in meiner Seele zulasse und einen Platz einräume oder ob ich nach der Maxime lebe: Das Leben ist hart. Die Gesellschaft fordert jedoch Stabilität und Problemlösungsvermögen, gleichzeitig möglichst viel Fröhlichkeit und Leichtigkeit.

Konfliktmanagement

Ein Leben ohne Konflikte, wie wir es uns wohl alle wünschen, ist in der Praxis leider nicht möglich. Es wird immer unterschiedliche Meinungen, Sichtweisen und Standpunkte geben. Diese Unterschiede bergen das Potenzial für Konflikte. Damit es zu keinem Streit oder gar zu einer Eskalation kommt, muss man sich mit Konfliktlösungsstrategien vertraut machen. Dabei ist die richtige Einstellung und die Gestaltung der Ausgangsposition das Wichtigste. Beide Parteien sollen ihre Standpunkte klarlegen können und jeder soll sich möglichst wertfrei mit der Position des anderen auseinandersetzen. Empfohlen wird, dass man den gesamten Problembereich für eine gewisse Zeit aus der Perspektive des anderen betrachtet. So wird es viel leichter gelingen, zu einer gemeinsamen Lösung zu kommen. Wer von vornherein nur das Ziel hat, die eigene Meinung durchzusetzen, wird unter Umständen auf erbitterten Widerstand stoßen und der Kampf ist eröffnet. Ungelöste Konflikte bewirken auf der vegetativen Schiene Distress-Phänomene und können die verschiedensten Symptome von „Krank ohne Befund" auslösen. Darüber haben Sie im Kapitel „Stresstheorie" gelesen. Beide Konfliktparteien werden vegetativ auf den Konflikt reagieren und akute Symptome zeigen. Da dies ein bewusster Prozess ist, wird sich niemand wundern, dass man mit Herzklopfen, mit Blutdruckerhöhung, mit rotem Kopf, mit Zittern und womöglich sogar mit Schwindelgefühlen reagiert.

Anders ist es, wenn man den Konflikt unterdrückt. Dann führt er auf der inneren Bühne zur vegetativen Eskalation. Tritt dieser Fall ein, kann es tatsächlich sein, dass man nur noch die körperlichen Beschwerden spürt, sie aber ursächlich nicht mehr mit dem Konflikt in Zusammenhang bringt.

Hedwig Kellner hat in ihrem Buch „Konflikte verstehen, verhindern, lösen" sechs Grundregeln für eine positive Konflikthandhabung aufgelistet[*]:

1. Vermeiden Sie, dass Ihr Gegner „sein Gesicht verliert".
Bleiben Sie immer beim aktuellen Thema. Wärmen Sie nicht alte Fehler des anderen auf. Beleidigen Sie den anderen niemals persönlich.

2. Wahren Sie Ihre Selbstachtung.
Ziehen Sie sich rechtzeitig aus einer Auseinandersetzung zurück, wenn Sie spüren, dass Sie die Selbstbeherrschung verlieren. Antworten Sie konsequent nicht auf persönliche Beleidigungen.

3. Versetzen Sie sich immer in die Lage des anderen.
Versuchen Sie immer genau zu verstehen, was im anderen gedanklich und emotional vorgeht. Lassen Sie dem anderen mehr Redezeit. Hören Sie zu und beobachten Sie.

4. Verzichten Sie darauf, andere Menschen ändern zu wollen.
Nehmen Sie den anderen, wie er ist. Er wird ganz sicher so bleiben und sich auf keinen Fall von Ihnen – „seinem Gegner" – umerziehen lassen. Sagen Sie dem anderen nicht, wie er denken oder fühlen müsste.

5. Vertreten Sie Ihren Standpunkt konsequent und strategisch klug.
Sagen Sie klar und ohne Umschweife, was Sie wollen. Versuchen Sie, immer zu überzeugen. Überreden, moralische Erpressung oder sonstiger Druck geben nur kurzfristige Erfolge.

---

[*] Zit. nach Reinhard Böhm: Konfliktmanagement. Eine Einführung, Übersicht 6, S. 34 f.

6. Reduzieren Sie die Gefahr von Folgekonflikten.
Legen Sie einen geklärten Konflikt zu den Akten. Kommen Sie möglichst nicht mehr zum Thema zurück. Ziehen Sie möglichst keine Unbeteiligten in das Geschehen hinein.

Konfliktlösungsvermögen ist eine große Kunst, die in ihrer Bedeutung nicht hoch genug eingeschätzt werden kann. Wer diese Kunst nicht gelernt hat, läuft Gefahr, sich in Fehlerkreisen zu verfangen und viel wertvolle Energie zu verschleudern. Energie, die man braucht, um das innere Gleichgewicht zu halten, sich in seiner Haut wohlzufühlen und zu innerer Harmonie zu finden.

Die Stresswaage (Traumawaage)

Die Stresswaage ist ein wunderschönes Bild, wie wir das innere Gleichgewicht wieder herstellen können. Normalerweise bilanzieren wir unbewusst, wägen ab und horchen in uns hinein, wie viel Belastendes, Unangenehmes, Stressreiches wir im Laufe eines Tages erlebt haben. Aber auch wie viel Angenehmes, Entspannendes, Erfreuliches wir all dem gegenüberstellen müssen, um wieder ins Gleichgewicht zu kommen. Wir bedürfen also der Ruhe und Entspannung, müssen abschalten können, mit der Familie oder mit Freunden zusammen sein, verlangen nach Musik und Abwechslung, nach gutem Essen und Trinken, brauchen einen Film und vieles mehr, um die Stresswaage wieder ins Gleichgewicht zu bringen. Normalerweise machen wir das unbewusst. Bei Menschen, die unter dem Phänomen „Krank ohne Befund" leiden, ist dieser Mechanismus meist gestört. Durch übermäßigen Leistungsanspruch, mangelndes Selbstwertgefühl, überbordenden Ehrgeiz, die Tendenz, sich für andere aufopfern zu wollen, werden hauptsächlich Belastungen auf sich genommen. Die Notwendigkeit des positiven Ausgleichs wird ignoriert. Für davon Betroffene ist die folgende Übung eine Herausforderung und ein richtiges Training. Menschen in einem bestimmten Stadium des Burn-out können zum Beispiel ohne Schwierigkeiten die Belastungen des Lebens aufzählen: was ihnen Sorgen bereitet, was sie nicht können, wie grässlich sie sich innerlich fühlen. Sie sind jedoch kaum in der Lage, positive Dinge in ihrem Leben zu benennen. Insofern ist dieses Bild, diese Übung für jeden von uns eine Standortbestimmung und kann gut als Prophylaxe, als vorbeugende Maßnahme, eingesetzt werden.

Mein Vorschlag lautet nun, diesen unbewussten Mechanismus bewusst einzusetzen. Versuchen Sie die belastenden, kränkenden und verletzenden Aspekte des momentanen Lebens in die Waagschale auf der einen Seite zu legen. Dann wenden Sie sich bitte der anderen Waagschale zu. Dort legen Sie alle positiven Dinge hinein: Ihre positiven Beziehungen, die Menschen, die Sie trösten, all jene, die Sie lieben, die Lebensfreude und die vielen schönen Erlebnisse Ihres Lebens. Machen Sie diese Übung so lange, bis die positive Waagschale deutlich schwerer wiegt und somit das Trauma Gelegenheit hat, zu verblassen.

Nehmen Sie sich Zeit, um schriftlich festzuhalten, wie viele Dinge pro Tag Sie ärgern und Sie somit belasten und welche Dinge Ihnen Freude bereiten und Sie damit entlasten. Ich habe diese Übung in vielen Seminaren mit den Teilnehmern durchgeführt und möchte Ihnen – vielleicht zu Ihrer eigenen Entlastung – die Ergebnisse mitteilen. Interessanterweise steht bei Überbeanspruchung vorerst der Wunsch nach Rückzug, nach Alleinsein, nach Entspannung, nach Natur, nach einer Badewanne, nach Musik und ähnlichen Entspannungen im Vordergrund. Erst in zweiter Linie, also wenn man schon ein gewisses Maß an positiver Energie erreicht hat, wünscht man sich das Zusammensein mit anderen. Erst dann werden Aktivität, Bewegung, Abwechslung, Sport, der intime Austausch positiv erlebt.

Diese Übung ist mir insofern von Wichtigkeit, da sie beleuchtet, dass mit positiver und negativer Energie gerade so wie mit Geld umgegangen werden muss. Auch in finanziellen Angelegenheiten kommen wir nicht umhin, eine Einnahmen-Ausgaben-Rechnung zu machen, um uns vor Überschuldung zu schützen. So logisch diese Vorgehensweise in finanziellen Dingen ist, so wenig bewusst ist uns, dass wir mit der psychischen Energie ganz ähnlich verfahren müssen. Diese Vorgehensweise wird auch nicht gelehrt, obwohl ich mir sicher bin, dass jedes Kind mit diesem Bild bereits etwas anfangen kann. Es müsste nur in den Unterricht aufgenommen werden. Es wäre für kommende Generationen zweifellos hilfreich, würden sich die verantwortlichen Stellen diese Anregung zu Herzen nehmen.

Die Ureichung des Menschen

Der Mensch braucht Beachtung, Zuwendung, Aufmerksamkeit, Liebe, Anerkennung, Wertschätzung und Lob. Er hat von seinem Urprogramm her Sehnsucht nach einer bestimmten Form der Beziehung und ist erst dann zufrieden, wenn diese auch gelebt werden kann. Hier sind wir auch schon im Bereich des Ethischen, das ebenfalls in der Ureichung enthalten ist. Das schlechte Gewissen bildet sich so rasch aus, dass offensichtlich eine Grundausstattung dafür gegeben sein muss. Nicht nur ethische, sondern auch religiöse Vorstellungen dürften in diesem Urprogramm enthalten sein.

Im Menschen besteht demnach eine klare, wenn auch weitgehend unbewusste Vorstellung, wie die Begegnung und die Beziehung zu anderen Menschen aussehen sollen. Dies bezieht sich jedoch nicht nur auf Zweierbeziehungen, sondern erstreckt sich durchaus auf Familien, größere Gemeinschaften, auf Staaten, schließlich auf jene Spuren, die Sie auf der ganzen Welt hinterlassen. Werden diese Urbedürfnisse erfüllt und befriedigt, entsteht innere Harmonie bis hin zu Glücksgefühlen. Da die Welt nicht heil ist, spüren wir die Differenz zwischen dem Sollprogramm und dem tatsächlich Erlebten. Wir können nur deshalb gekränkt werden, weil der Kränkende sich nicht an das positive Urprogramm hält. Wir sind deshalb verletzlich und traumatisiert, da wir ein klares, unbewusstes Programm haben, nach dem wir alle Erlebnisse bewerten. Es gibt stimmige, harmonische Interaktionen, aber auch Disharmonie bis hin zur Ungerechtigkeit, Unterdrückung, Verletzung und Traumatisierung.

Das Positive an dem Urprogramm ist, dass wir die Sehnsucht nach einer guten Welt positiv nützen können. Wir dürfen uns nicht nur von der äußeren Bühne abhängig machen, sondern lernen, die innere Bühne zum Blühen und Gedeihen zu bringen. Sie werden jetzt vielleicht einwenden, dass das alles ja nur Vorstellungen sind, Einbildungen, dass man sich da nur etwas vorgaukelt. Ich möchte Ihnen klarmachen, dass der Mensch in seinem Innersten eine so große Sehnsucht nach der heilen Welt hat, dass jeder Mensch, mehr oder weniger, von positiven Fantasien lebt. Wenn man die Sehnsüchte mit dem durchschnittlichen Realleben vergleicht, so klafft auch hier eine enorme Differenz. Die Lücke stopfen wir zu einem guten Teil durch positive Fantasien, die wir uns von außen durch Filme, Bücher und Musik verstärken lassen. Der Mensch hat ein Glücksgen in sich. Er ist von Natur aus genussfähig, kann Freude und Glück empfinden.

Der Mensch verspürt von Geburt an den Wunsch nach Liebe, Zuwendung, Geborgenheit – nach Glück. Versetzen wir uns einmal in einen Säugling. Da er sich naturgemäß nicht selbst versorgen kann, ist er auf Hilfe von außen angewiesen, meist von den Eltern, es können jedoch auch andere Bezugspersonen sein. Schon dieser kleine Säugling „weiß" genau, was er braucht, um zufrieden zu sein. Er weiß es natürlich nicht im Sinne einer gelungenen Reflexion, aber er signalisiert seine Wünsche. Kinder geben klare „Anweisungen", was jene Menschen, die dann zu den geliebten Menschen werden, tun sollen. Sie belohnen diese Menschen mit einem glücklichen Lächeln oder Glucksen, mit einem Jauchzen und mit Freude und signalisieren genauso klar, wenn etwas nicht so läuft, wie sie es sich wünschen. Um einem Missverständnis vorzubeugen: Ich meine nicht, dass Kinder endlos verwöhnt werden sollen. Ich weiß, dass Kinder, auch bereits Säuglinge, Grenzen brauchen. Es geht um eine klare, liebevolle Auseinandersetzung und um ein authentisches Abstimmen der Bedürfnisse sowohl der Eltern als auch des Kindes.

Kinder, ja bereits Säuglinge haben also eine klare Vorstellung, wie eine gute Mutter, ein guter Vater, gute Bezugspersonen sein sollen, damit sie glücklich sein können. Und der erwachsene Mensch weiß es auch, wenn er keine guten Eltern gehabt hat und in schwierigen familiären Verhältnissen aufgewachsen ist. Er vergleicht nämlich seine Mutter und seinen Vater mit den Ureltern, mit diesen archetypischen Bildern, die er in sich hat. Diese Bilder trägt er durch sein Leben, selbst wenn er sehr viel Schmerz und Leid erfährt. Das heißt, ein Mensch, der so viele unangenehme Erlebnisse in seiner Kindheit hatte, ist nicht unbedingt dazu verurteilt, dass er diese dann weitergeben muss. Das Ehepaar Mechthild und Hanns Papoušek hat dieses psychische Programm, das jeder Mensch in sich trägt, Intuitive Parenting genannt, also die unwillkürliche Fähigkeit, als gute Eltern zu handeln. Ich habe im Laufe meiner beruflichen Erfahrung viele Menschen erlebt, die, obwohl ihre Eltern sehr krank, oft grausam, unerbittlich und ungerecht waren, sich davon distanzieren konnten und zu dem Entschluss gekommen sind: So wie mein Vater zu mir war, möchte ich nie zu meinen Kindern sein. Oft ist es jedoch leichter, zu seinen Kindern ein liebevoller Vater oder eine liebevolle Mutter zu sein, als zu lernen, für sich selbst ebenfalls ein liebevoller Vater und eine liebevolle Mutter zu werden.

Die Wahrnehmung dieser Urbotschaften der Rollen, die wir durch die Natur eingesetzt bekommen haben, sowie das Trainieren dieser versorgenden Rollen ermöglichen die Eröffnung einer neuen Dimension. Wir können mit der Zeit erkennen, wie unabhängig wir im Grunde sind.

Diese Botschaften tragen wir immer in uns. Wir müssen zu einem positiven Dialog mit diesen archaischen positiven Rollen finden, der dann so viel Kraft gibt, dass wir den Stürmen der äußeren Einflüsse standhalten können. Gleichzeitig leuchtet die Botschaft auf: Wir dürfen glücklich sein, wir dürfen eine glückliche Seele haben.

Dazu ist es hilfreich, sich die verschiedenen Etagen des Seelenhauses genauer anzusehen. Ich habe diese Übungen schon in meinen beiden Büchern „Was die Seele glücklich macht" und „Keine Angst vor dem Glück" beschrieben. Da ich jedoch davon überzeugt bin, dass das Bild des Seelenhauses und die Beschreibung der Übungen zur Stabilisierung der verschiedenen Ebenen dieses Seelenhauses gerade bei dem Phänomen „Krank ohne Befund" eine zentrale Rolle in der Gewinnung von innerer Harmonie und Autonomie spielen, müssen sie in ergänzter Form auch in diesem Buch einen entsprechenden Platz einnehmen.

Der Seelengarten

Wir gehen von Bildern aus, die jeder Mensch aus dem täglichen Leben kennt: Betrachten Sie Ihre Seele als Garten. Wie der Garten, braucht auch Ihre Seele Pflege, Aufmerksamkeit, Überlegungen, wie Sie ihn gestalten wollen. Wird ein Garten nicht beachtet, nicht gepflegt und geschützt, verwildert er. Die Pflanzen werden vom Unkraut überwuchert, bei Trockenheit verdorren die Blumen. Es wird ein Garten entstehen, in dem Wohlbefinden nicht möglich ist. Ähnlich verhält es sich mit der Seele. Wir sollten uns bemühen, ein Bild davon zu bekommen, was wir brauchen. Erst dann können wir uns in unserem Seelengarten wohlfühlen. Überlegen Sie, was Ihr innerer Garten benötigt, damit die inneren Blumen blühen können und genügend Kraft und Gesundheit vorhanden sind. Gestalten Sie Ihren inneren Garten so, wie Sie ihn brauchen.

Was sind Kraftquellen, was ist Seelennahrung? Was bedeutet innerer Sonnenschein, Wärme, Geborgenheit, Blühen und Ge-

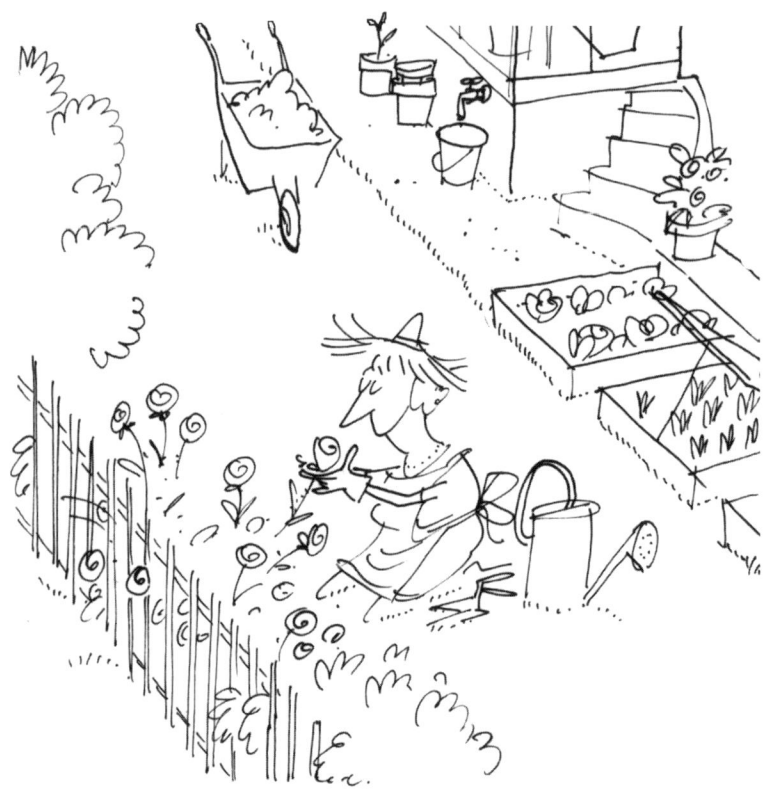

deihen? In der Psychotraumatologie kennen wir den Begriff des „inneren Wohlfühlortes". Dieser Ort sollte in den inneren Garten integriert werden. Er sollte eine Möglichkeit zum Krafttanken, zum Wohlfühlen, zum Entspannen und zur Lebensfreude bieten.

Sie können den Seelengarten auch als Ihre Intimsphäre bezeichnen. Als einen Bereich also, den Sie geschützt wissen wollen. In diesen Bereich lassen Sie auch nur jene Menschen hinein, von denen Sie auch wollen, dass sie hereinkommen. Der Seelengarten ist folglich Ihr ureigenstes Gebiet. Sie dürfen den Seelengarten genau so anlegen, dass Sie sich darin wohlfühlen: geborgen, entspannt, fröhlich und zufrieden. Sie dürfen sich ein Biotop schaffen, eine Hollywoodschaukel aufstellen, wunderschöne Wiesen und Beete gestalten. Sie dürfen sich jedoch auch einen Meeresstrand mit Palmen vorstellen, Sie dürfen sich Ihren Seelengarten genau so einrichten, wie Sie es sich wünschen. Aber um Missverständnissen vorzubeugen: Internetplattformen wie Facebook sind so ziemlich das genaue Gegenteil von einem „Seelengarten". Zumindest wenn man betrachtet, wie dieses soziale virtuelle Netzwerk von den meisten Usern genutzt wird. Da wird das Entstehen von versponnenen Innenwelten verhindert, indem man vermeintliche Wichtigkeiten des eigenen Lebens in eine Öffentlichkeit trägt, die aus Hunderten vermeintlichen Freunden besteht.

In diesem Bild des echten Seelengartens sind wieder wichtige Botschaften enthalten:

1. Ich kann in mir einen Bereich schaffen, in dem es mir gut geht. In der Traumatherapie nennen wir ihn den sicheren Ort oder den Wohlfühlort.
2. Sie haben es in der Hand, den Seelengarten selbst zu gestalten, und niemand anderer ist dafür zuständig oder verantwortlich. Sie brauchen also keinen Schuldigen zu suchen oder zu finden, sondern versuchen, sich unabhängig, autonom zu machen.
3. Sie dürfen sich selbst so sehr verwöhnen, wie Sie wollen. Den Fantasien Ihres „geschützten Bereichs" sind keine Grenzen gesetzt.

Das zweite wichtige Detail ist der Zaun. In unserer Welt ist es wichtig, dass man sich vor Übergriffen schützt. Es ist erforderlich, dass der andere nicht in Ihren Seelengarten eindringen kann, um dort Ihre Blumen niederzutreten oder sonst irgendwelchen Flurschaden zu verursachen. In einem Umfeld, das sich nicht immer liebevoll, fürsorglich und rücksichtsvoll verhält, ist es notwendig, Zäune (Abgrenzungen) zu schaffen. Diese erlauben, dass nur jene

Menschen und Erlebnisse Zugang erhalten, die man auch hineinlassen möchte. Nur so ist es möglich, ein Gefühl zu bekommen, dass man sich in seiner Haut – und die Haut ist auch das Grenzorgan – wohlfühlen kann. Sie müssen das Recht auf Grenze in sich spüren und den anderen vorerst einmal außerhalb Ihres Seelengartens lassen, und zwar so lange, bis eine tatsächlich innige, vertrauensvolle Beziehung besteht und Sie ihn aktiv einlassen wollen. Sie sollen sich natürlich nicht in Ihrem Seelengarten verbarrikadieren und einbunkern, sondern kommunikationsfähig nach außen bleiben, aber eben über den Zaun hinweg.

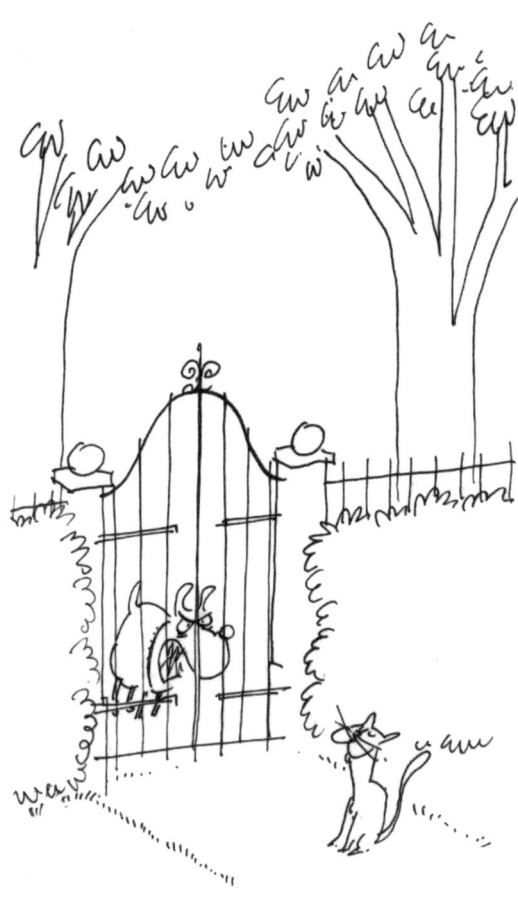

Wir hören sehr viel von Mobbing, von Menschen, denen von außen Belastungen, Abwertungen, Kränkungen in ihren Seelengarten hineingetragen werden: Giftige, aggressive Menschen, die durch den Seelengarten marschieren und die Blumen zertreten. Es ist jedoch eine Tatsache, dass sich die äußere Bühne, also das, was sich außerhalb des Seelengartens abspielt, oft tatsächlich nicht verändern lässt. Das ist so in unserer Gesellschaft. Wir können, wenn wir in einem System arbeiten, Mitarbeiter oder auch Vorgesetzte kaum verändern. Aber wir können darauf achten, was wir für unseren Schutz tun können. Wir sollten uns also folgende Fragen stellen: „Wie muss mein Zaun, meine Hecke aussehen, wie muss mein Schutz beschaffen sein, damit diese Personen nicht mehr durch meinen Seelengarten trampeln können?"

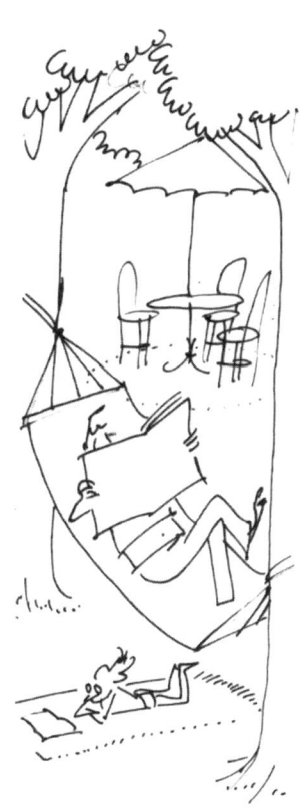

Wir müssen akzeptieren, dass es destruktive Menschen gibt, wir müssen aber auch lernen, diese aus einer geschützten Distanz zu betrachten. Dieser Aspekt rückt in der Psychotherapie immer mehr in den Vordergrund: „Was kann ich tun, um mich zu schützen, und was kann ich tun, dass ich mich in meiner Haut gut fühle?" Es ist also notwendig, zu reflektieren und zu erkennen, dass die Psyche – und somit die psychische Gesundheit – gestaltet, gesteuert, gehegt und gepflegt werden kann, dass wir also nicht ohnmächtig und willenlos Ereignissen ausgeliefert sind, sondern dass wir, so wie wir auf unseren Körper achten können, auch auf die Psyche achten können und sollen.

Es gibt Menschen, die auf der inneren Bühne diese Eigenschaften in sich vereinen, die jedoch große Schwierigkeiten bei der Abgrenzung haben, die Autonomie für sich in den Vordergrund zu rücken und den andern auch auf seine Autonomie zurückzuweisen. Oft sind Grenzüberschreitungen mit Autoritätsverhältnissen verbunden, mit Beziehungen zu den Eltern, zu Vorgesetzten, zu Behörden. Lassen Sie sich durch Autoritäten nicht verunsichern. Wenn diese grenzüberschreitend sind, müssen Sie sich vor diesen genauso schützen wie vor allen anderen.

Das Seelenhaus

In der Mitte Ihres Seelengartens steht Ihr Seelenhaus. Die Seele des Menschen ist so aufgebaut wie ein Haus. So wie beim Hausbau klar ist, dass selbstverständlich zuerst der **Keller**, das **Fundament** gebaut werden und dieser Teil stabil sein muss, um weitere Bauschritte einzuleiten, so ist auch in der menschlichen Seele zu beachten, welche Strukturen in der Basis gefestigt sein müssen, um weitere Schritte vornehmen zu können. Dies ist oft ein wichtiger Fehler im Umgang mit Menschen – durchaus auch im therapeutischen Umgang: Nämlich dass versucht wird, das Gebäude im ersten Stock zu beginnen und man sich wundert, wenn der Erfolg ausbleibt.

Das Fundament des Seelenhauses sollte Themen wie Vertrauen, Geborgenheit, Schutz, Wahrgenommensein, Geliebtsein, leistungsunabhängige Liebe oder gute Versorgung in sich vereinen. Im Laufe der seelischen Entwicklung, des Erwachsenwerdens oder auch im Rahmen einer Psychotherapie wird der liebevolle Umgang mit sich selbst Bedeutung gewinnen. Das heißt, dass man diesen Schutz, diese Geborgenheit, diese Wärme und Versorgung in sich selbst finden muss. Es sind urkindliche und urelterliche Rollen, die miteinander korrespondieren. Die

Ureltern in uns werden genau diese Bedürfnisse erfassen und stillen.

Die frühesten Botschaften lauten: „Du bist willkommen, ich freue mich auf dich, ich schütze dich. Ich liebe dich, ohne dass du eine Leistung erbringen musst. Ich sorge für dich, ich wärme dich. Ich nehme dich und deine Bedürfnisse wahr, ohne dass du sprechen kannst. Ich gebe dir auch die Möglichkeit, deine Wut zu zeigen, wenn dir etwas nicht passt oder wenn ich dich nicht verstehe." Es entsteht daraus das Urvertrauen zu anderen Menschen, das Gefühl der frühesten Geborgenheit, der Entspannung, des Loslassenkönnens.

Wir leben in einer Gesellschaft, in der Leistung sehr viel Platz einnimmt. In dem Bereich des Fundaments hat die leistungsabhängige Liebe nichts verloren. Da wird der Mensch wirklich in seiner Unverwechselbarkeit und in seiner Besonderheit geliebt und nicht deswegen, weil er gute Noten hat, oder weil er viel verdient, oder weil er besonders schön aussieht.

Parallel dazu baut sich das Körperschema auf: Dazu gehört, sich in seinem Körper, in seiner Haut wohlzufühlen, ferner das

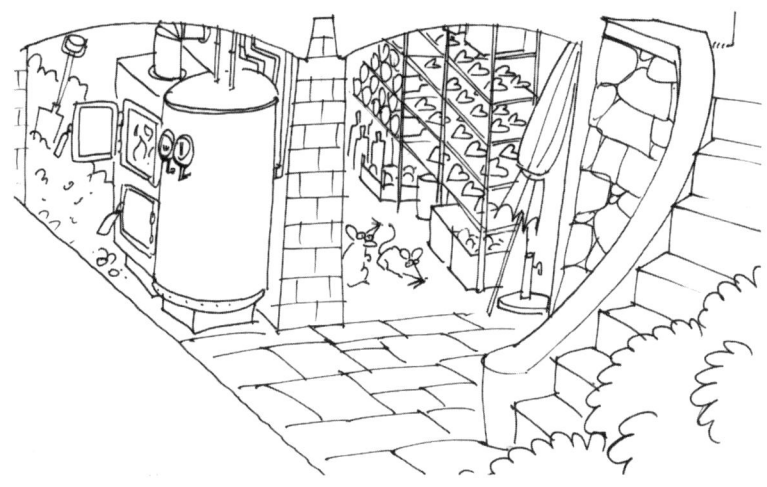

Strampeln, Sitzen und Krabbeln, das Jauchzen und Herumwerfen, das Hoppa-Reiter-Spielen oder das Verlangen, in die Luft geworfen werden zu wollen, nicht zuletzt auch die Selbsterfahrung im Krabbeln, später im Gehen und Laufen. Ein gesundes Gefühl zu sich, nämlich zu seiner körperlichen Integrität, ist von entscheidender Bedeutung und muss immer wieder beachtet werden. Deshalb sind Trainings des Körperschemas regelmäßige gewohnte Abläufe, die so sicher machen und stärken. Dazu gehören das Laufen, das Langlaufen und das Schwimmen. Auf der psychischen Ebene die Geborgenheit und das Urvertrauen, auf der körperlichen Ebene die Entspannung einerseits und das zunehmende Erkennen der körperlichen Fähigkeiten andererseits.

Die **soziale Ebene** ist die nächste Etage in unserem Seelenhaus. Sie beinhaltet die Fähigkeit, mit dem anderen verbunden sein zu können: das Gefühl, gespürt, erfasst zu werden, die eigenen Bedürfnisse richtig beantwortet zu bekommen und umgekehrt den anderen zu spüren, seine Sehnsucht ausdrücken, das Gegenüber auch zum Versorgen anregen und anleiten zu können. Aber auch die liebevolle Begegnung mit sich selbst gehört in dieses Stockwerk.

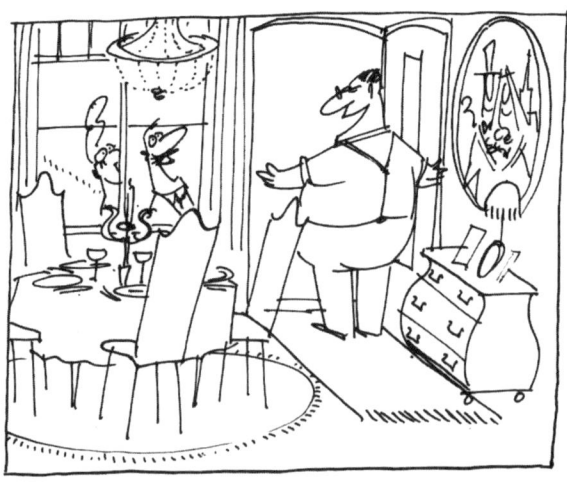

Diese Ebene bedeutet auch, mit dem anderen richtig umgehen zu können: „Was du nicht willst, dass man dir tu, das füg auch keinem andern zu."

In diesem Bereich geht es darum, zu lernen, mit Konflikten konstruktiv umzugehen. Es muss uns klar werden, dass es im Leben unterschiedliche Meinungen und Interessen gibt und dass nicht immer alle auf einen Nenner zu bringen sein werden. Wir dürfen lernen, Verständnis für die Position des anderen aufzubringen, mit Vernunft und Überzeugungskraft unsere eigene Meinung und unsere Wünsche darzulegen und eventuell durchzusetzen. Wir müssen aber auch lernen, zurückzustehen und nachzugeben.

Es gibt glückliche Menschen, die liebevolle Eltern gehabt haben. Es gibt weniger glückliche, die nicht so liebevolle Eltern gehabt haben. Um den Bereich der Selbstbeelterung (vgl. Schiff, Welch) kommen wir alle nicht herum. Wir müssen alle lernen, liebevolle mütterliche und väterliche Instanzen in uns aufzubauen, die uns beschützen und begleiten, uns zur Seite stehen und den Rücken freihalten. Viele Menschen trauern ein Leben lang um ihre Eltern, die verstorben sind, andere bleiben lange Zeit von den Eltern abhängig, suchen bis ins hohe Alter deren Lob, Anerkennung und Liebe zu erheischen. Zu einer gesunden seelischen Entwicklung gehört dazu, dass wir die eigenen liebevollen Elterninstanzen in uns finden, aufbauen und so von den leiblichen Eltern unabhängig werden. Viele Menschen haben die-

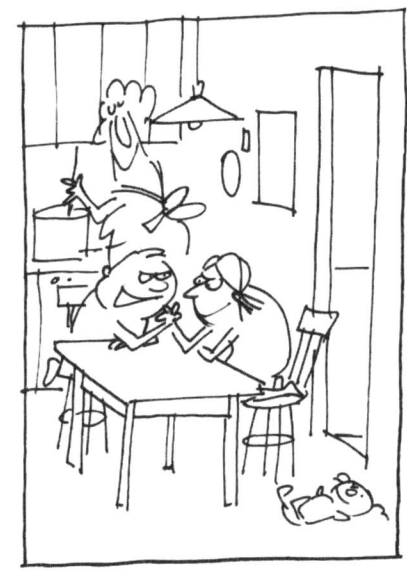

sen Schritt der Selbstbeelterung nicht gemacht und bleiben damit ewig abhängig.

Die Unabhängigkeit ist aber notwendig, um den Eltern einerseits verzeihen zu können, wenn sie sich nicht so verhalten haben, wie sich liebevolle Eltern verhalten sollten, und um andererseits für uns selbst gut Sorge tragen zu können, aber auch, dass wir in die Lage kommen können, die Eltern zu versorgen, wenn sie alt und gebrechlich werden.

Die nächste Ebene ist die **Leistungsetage**. Ohne Leistungsbereitschaft und Leistungsfähigkeit werden wir uns besonders in unserer heutigen Leistungsgesellschaft nicht zurechtfinden. Leistung ist notwendig, Leistung ist wichtig. Leistung erbringen erfordert jedoch immer auch eine gute Beachtung und Pflege der zugrunde liegenden Strukturen. Dies versuche ich immer den Eltern „schwieriger" Kinder näherzubringen. Zuerst kommt die Beziehung, dann die Erziehung, schließlich die Leistung. Damit wird man dem Problem am ehesten gerecht werden können.

Wenn die untere Etage aber schwer gestört ist und die obere Etage der Leistung zu stark forciert wird, beginnt das ganze Haus brüchig zu werden. Diese Phänomene sehen wir oft in den

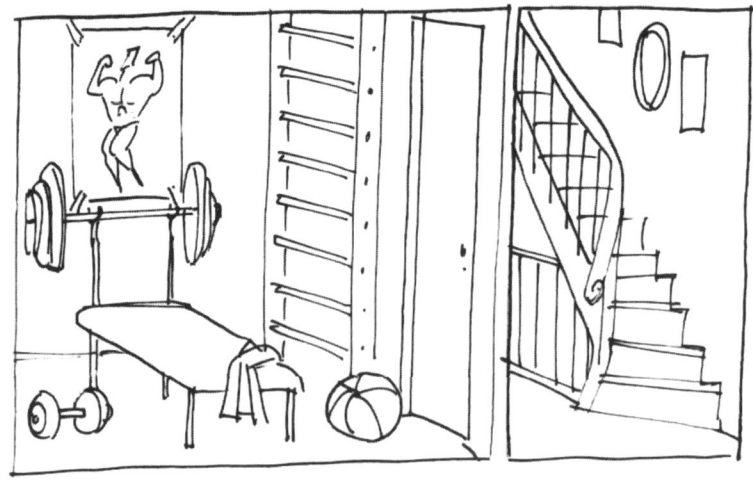

Rehabilitationseinrichtungen. Wenn die untere Etage nicht ausreichend nachgereift ist, dann ist das Erreichen der Leistung kaum möglich, weil die Betroffenen einfach etwas anderes benötigen. Sie brauchen zuerst eben dieses Verbundensein, Verständnis, Liebe und Geborgenheit und fühlen sich gekränkt, wenn sie Leistung erbringen müssen. Aber nicht deswegen, weil sie faul sind, sondern weil sie eben ein ganz anderes Bedürfnis haben, das zuerst gestillt sein muss.

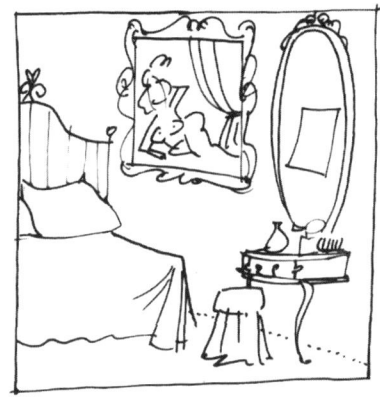

Das nächste Stockwerk im Seelenhaus umfasst das **Wissen**, die **Erfahrung**, die **Zusammenschau** und die **Erkenntnis**. Dieser Bereich zieht sich zwar im Hintergrund auch durch die anderen Etagen, bedarf jedoch ganz klar einer Basis, um Festigkeit zu erlangen. Durch diese Fähigkeit sind wir in der Lage, Situationen und Abläufe zu reflektieren, zu analysieren und zu verbessern. Ohne Wissen gibt es keine Problem- oder Konfliktlösungsmöglichkeit.

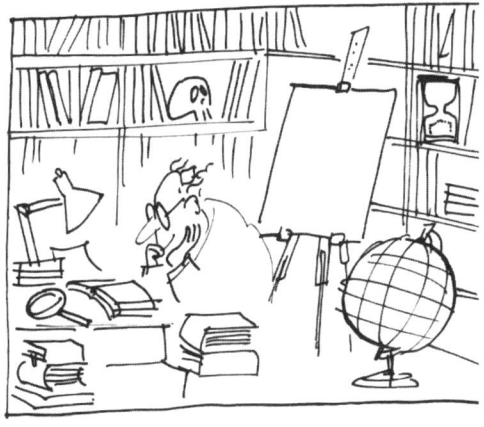

Das Dach, aber nicht nur das Dach des Seelenhauses bildet die **transzendentale Dimension**.

Schon Säuglinge vermitteln, dass sie von irgendwo gekommen und auf der Erde gelandet sind. Ganz langsam finden sie sich erst zurecht, und mit gar nicht so viel Einbildungskraft können wir das Unendliche und den Kosmos in ihnen erkennen. Der Jahrmillionenweg beginnt sich auf wahrscheinlich einige wenige Jahrzehnte zu konzentrieren. Es erscheint mir von großer Wichtigkeit, das Transzendentale viel mehr in unsere Gesellschaft zu integrieren.

Beim Erwachsenen wird die Transzendenz eher der Religion, der Ethik und dem Sinn des Lebens zugeordnet. Wenn wir uns auf die Transzendenz einlassen, fällt es uns wesentlich leichter, sich im Leben zu orientieren. Nebensächlichkeiten verlieren an Bedeutung. Éric-Emmanuel Schmitt lässt in seinem Buch „Das Evangelium nach Pilatus" Claudia, die Frau von Pilatus, sagen: „Ich möchte daran glauben, dass Güte Gewicht hat, dass die Liebe den Sieg über die Vorurteile davontragen muss, dass wir dem Reichtum nicht nachlaufen müssen, dass die Welt einen Sinn hat und wir vor dem Tod keine Angst zu haben brauchen." Die Beantwortung dieser Hoffnung liegt in der Transzendenz.

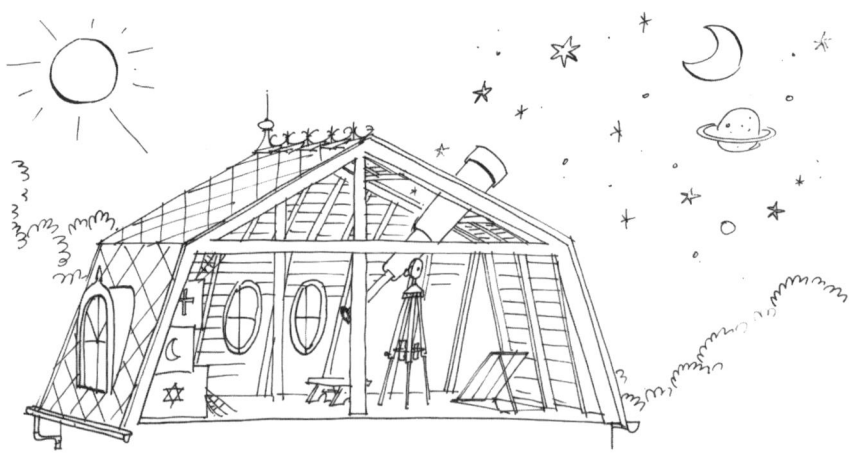

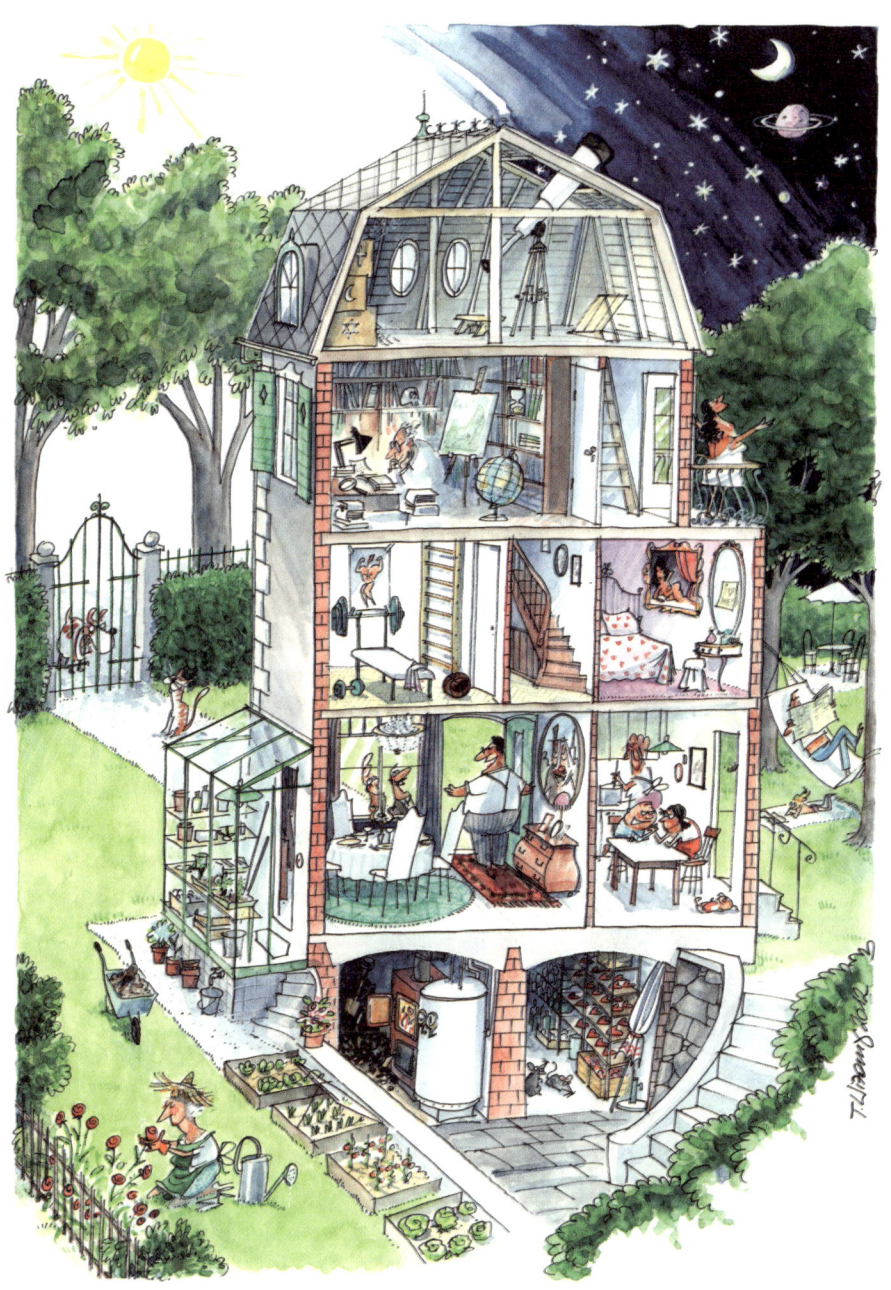

209

Es schließt sich die Frage an: Was ist unsere Aufgabe hier auf Erden? Wie können wir das Gute vermehren und das Böse eindämmen? Wie gehören die Jahrmillionen, die wir überblicken können, zusammen? Was ist die Aufgabe des Menschen in seiner im Vergleich zu den Jahrmillionen winzig kleinen Lebensspanne, die er hier auf der Welt zur Verfügung hat?

Die Beantwortung dieser Fragen im Sinne einer subjektiven Gewissheit verleiht eine Grundfestigkeit, die zum psychosomatischen Wohlbefinden zentral dazugehört. Die Lösung kann jeder nur in sich selbst finden. Natürlich geben die Religionen einen Anhaltspunkt, einen Weg vor, aber die Gewissheit kann nur von innen kommen, wenn der Kontakt zu Gott, zum Kosmos und Höheren, zum Licht, zur Unendlichkeit und Begegnung in einer anderen Dimension gefunden ist.

Übungen zum Aufbau des Seelenhauses

Diese Übungen sind insofern von großer Wichtigkeit, da Sie dadurch in die Lage versetzt werden, das Seelenhaus von Grund auf neu zu festigen. Es ist nicht unbedingt notwendig, sich auf gute Erfahrungen in der Vergangenheit zu beziehen, sondern es werden angeborene positive archaische Rollenmuster wiederbelebt und trainiert, die in allen Ebenen des Seelenhauses zu Stabilität und Lebensfreude führen sollen.

Gehen Sie bitte mit Offenheit an diese Übungen heran und begegnen Sie ihnen nicht sofort mit Ablehnung oder Abwertung. Es sind Übungen, die im Grunde jedem von Ihnen vertraut sind. Es ist nur meist nicht bekannt, dass es sich um Übungen handelt, die auch trainiert werden müssen, um eine positive Entwicklung zu ermöglichen. Wenn Ihnen Teile der Übungen nicht zusagen und Sie auch aus Ihrer inneren Überzeugung heraus eine Abwandlung für zielführender und adäquater erachten oder damit eine bessere Wirkung erzielen können, zögern Sie nicht, diese abgeänderte Form für sich anzuwenden. Die Übungen sollen als Anregung verstanden werden, das Seelenhaus zu gestalten. Und wie auch ein Haus im Prinzip aus einem Keller, einem Erdgeschoss, aus einem ersten Stock oder vielleicht mehreren Etagen und einem Dach besteht, aber die individuelle Ausformung sehr verschieden sein kann, so sollen auch Seelenhäuser verschieden geplant und geformt werden.

Das Wichtigste bei diesen Übungen ist das ganzkörperliche Fühlen. Darin liegt der große Unterschied zu den Ansätzen von Dale Carnegie und Joseph Murphy und anderen Vertretern der Schule des positiven Denkens. Richtig angewendet, ist das positive Denken empfehlenswert. Ein Zuwachs an Optimismus, positiver Gestaltungskraft und Zuversicht wird mit Sicherheit vermittelt. Auch gegen positive Botschaften und die Verbesserung der Kommunikation ist nichts einzuwenden, und sich von Angst, Grübelei und unnötiger Aufregung zu befreien, ist nur empfehlenswert. Das positive Denken wirkt sich auch auf die Kommunikation mit den anderen Menschen positiv aus, schließt jedoch zu wenig den Körper, das ganzkörperliche Wohlfühlen und das Bauchhirn ein.

Das positive Denken ist vorwiegend ein intellektueller kognitiver und geistiger Vorgang, der sich im Gehirn physiologisch vorwiegend auf die Großhirnrinde auswirkt, beim ganzkörperlichen Empfinden jedoch auch archaischere Gehirnanteile, das limbische System mit dem Mandelkern (Rüegg 2001) positiv aktiviert werden können, die für das Fühlen zuständig sind. Die Botschaft lautet also nicht: Denke positiv, sondern: Fühle und denke positiv als gesamtkörperlicher Vorgang. Damit wird nicht nur den Erkenntnissen der Psychotherapie – sowohl der Psychoanalyse, der Psychodramatherapie als auch der Verhaltenstherapie –, sondern auch den neuen Erkenntnissen aus der Hirnforschung Rechnung getragen. Die meisten Prozesse laufen unbewusst ab und beeinflussen so das Verhalten, das vegetative Nervensystem und über diesen Weg die Organfunktionen. Genau diese unbewussten Prozesse gilt es zu gestalten, positiv zu verändern – durch Botschaften, die zum Teil direkt an das Organ gerichtet sind. Der Neurowissenschaftler, Neurologe und Psychologe António R. Damásio betont etwa in seinem Buch „Der Spinoza-Effekt – Wie Gefühle unser Leben bestimmen", dass das Glücksgefühl ein psychosomatisches ist, bei dem also sowohl die geistige als auch die psychische und die körperliche Ebene übereinstimmen müssen. Diese Erkenntnis unterstreicht er mit dem Hinweis darauf, dass wir sagen: „Ich fühle mich glücklich", und nicht: „Ich denke mich glücklich."

Das Schöne an diesen Übungen ist, dass man sich nach Herzenslust verwöhnen kann und dabei völlige Unabhängigkeit von der Zuwendung durch andere besteht. Die Zeiten der Kindheit sind vorbei, das innere Kind braucht jedoch weiterhin Geborgenheit, Schutz und Zuwendung, die es im Erwachsenenalter von niemandem in ausreichendem Maß bekommen wird. Niemand – kein Partner, kein Freund und auch kein Psychotherapeut – wird in der Lage sein, diese Szene befriedigend zu ersetzen. Dieses ganzkörperliche Erfühlen ist notwendig, um sich in seiner Haut wohlzufühlen und glücklich zu sein. Durch das Training der angebotenen Übungen soll es Ihnen möglich sein, diesen Zustand zu erreichen.

Das Fundament, der Keller, die Basis

Das Fundament des Seelenhauses sollte Themen wie Ruhe, Geborgenheit, Schutz, Wahrgenommensein, Geliebtsein, leistungsunabhängige Liebe, gute Versorgung, aber auch die Betonung der Grenze durchaus als Ausdruck der frühen positiven Aggression in sich vereinen. In der Basis, im Keller, im Fundament sind also sowohl urkindliche als auch urelterliche Rollen aktiv. Das Kind benötigt Schutz, Geborgenheit, Wärme, Grenzen und Versorgung und die Ureltern werden genau diese Bedürfnisse erfassen und stillen.

Gerade dieses Versorgen und Versorgtwerden funktioniert in Zeiten von psychosomatischen Krisen nicht. Schlafstörungen, Depressionen, Ängste, Schwächegefühl, Verzweiflung können die Folge sein. Ich schlage Ihnen folgende Übung vor:

Die Kuschelübung

Diese Übung nützt eine Zeit, die wir tagtäglich zur Verfügung haben. Jeder Mensch muss schlafen. Zum Schlafen gehen wir normalerweise ins Bett und dieses Bett enthält tatsächlich Symbole, die Urkraft spenden können.

Jedes Bett besteht aus drei Urelementen:
- dem Bett als Träger (eher mit väterlichen Botschaften verbunden)
- dem Polster als Beschützer des Kopfes (eher mit mütterlichen Botschaften verbunden)
- der Decke als beschützende und wärmende Instanz des Körpers

Probieren Sie folgende Übung:

Sie legen sich in das Bett und versuchen, zu den genannten drei Urelementen Kontakt aufzunehmen. Sie spüren das Bett unter sich: stabil, tragend, verlässlich. Es ist vorhanden, wenn Sie einschlafen, und es ist vorhanden, wenn Sie aufwachen. Es ist auch vorhanden, wenn Sie in der Nacht vorübergehend wach werden. Es sollen eher väterliche Urbotschaften sein, die Sie empfinden und wahrnehmen.

Betonen und erfühlen Sie jedoch auch die Grenze, die Berührungspunkte zwischen sich und dem Bett. Zuerst fühlt es sich vielleicht hart und kalt an, um dann mit der Zeit wärmer und vertrauter zu werden. Es trägt Sie nun, gibt Ihnen Kraft und Stabilität, Sie müssen sich diese nur über die Grenze hinweg holen. So können Sie die Kraft und Stabilität richtig ansaugen.

Nehmen Sie Kontakt zu Ihrem Kopfpolster auf. Der Polster ist weich, er stützt Ihren Kopf, wärmt die Wange, bietet Geborgenheit, ist willig, lässt sich verformen, nach dieser und jener Seite stopfen, ein zweiter Polster bietet sich vielleicht zum Kuscheln an. Auch hier ist es wichtig, die Grenze zu betonen.

Ihre Wange ist in den ersten Sekunden, nachdem Sie Ihren Kopf hineingelegt haben, wärmer als der Polster. Er ist kühl und Sie spüren ihn. Erst nach einer gewissen Zeit wird er wärmer und Sie können jetzt die ausstrahlende Wärme genießen.

Nehmen Sie nun Kontakt zur Decke auf. Die Decke gibt Schutz und Geborgenheit, sie wärmt bedingungslos. Sie stellt keine Anforderungen, sie ist einfach da. Sie tröstet und beruhigt. Kuscheln Sie sich hinein. Spüren Sie das Nest, spüren Sie die Wärme und saugen Sie alles in sich auf.

Notwendig ist, dass Sie sich nicht in das Bett hineinfallen lassen, weil Sie dadurch eher Ihre Energie verlieren. Sie sollen sich auf sich konzentrieren, auf Ihren Kern und auf Ihre Haut.

Die Haut soll die Urelemente rund um sich spüren, wahrnehmen: das Bett, den Kopfpolster, die Decke. Achten Sie bitte auf den Energiefluss. Er soll nicht von Ihnen in das Bett hineinsacken, sondern Sie sollen die positive Energie aus dem Bett, aus dem Polster und aus der Decke ansaugen. Mit einiger Übung werden Sie das Gefühl von Wärme, Geborgenheit, Sättigung in sich spüren und auch wesentlich entspannter einschlafen können.

Gefühle von Verzweiflung, Trauer, Depression, Einsamkeit und Schlaflosigkeit können mit dieser Übung in guter Weise gelindert werden.

Seien Sie bitte geduldig zu sich, denn so einfach die Übung klingen mag, weil Sie ja ohnehin jeden Tag in Ihrem Bett mit Polster und Decke schlafen, so wichtig ist auch die Fähigkeit, den

Dialog mit dem „Du" zu lernen und über das Spüren zu Energie und Kraft zu kommen.

Wenn Sie geübt sind und sich wirklich gut im Bett wohlfühlen können (am besten liegen Sie normalerweise auf der Seite mit angezogenen Beinen, also richtig hineingekuschelt), so versuchen Sie den zweiten Teil dieser Übung. Der erste Teil verstärkt die kindlichen Rollen. Das Kind in Ihnen soll sich geborgen, behütet, gewärmt, beschützt, verstanden, aufgehoben fühlen. Es soll aus diesem Gefühl heraus Lebensfreude und Lebensmut entwickeln, Neugier und Aufgeschlossenheit.

Der zweite Teil der Übung stärkt nun die elterlichen Anteile in Ihnen. Versuchen Sie sich in das Bett hineinzudenken, und wenn Sie sich nicht zu komisch vorkommen, dann knien Sie sich neben das Bett und sprechen Sie die Urbotschaften an, die das Bett dem inneren Kind vermittelt. In meinem Fall würde das lauten: „Manfred, ich trage dich, ich halte dich, ich bin für dich da. Ich trage dich gerne. Ich bin verlässlich, ich bin auch morgen noch da, wenn du aufwachst. Mir ist wichtig, dass es dir gut geht und dass du gut schlafen, dich entspannen, neue Kraft gewinnen kannst und schön träumst. Ich bin stabil und stark ..."

Es sind eher väterliche Urbotschaften, die jeder von uns tief im Inneren seiner Seele braucht, um gesichert leben zu können.

Wenden Sie sich nun bitte dem Polster zu. Der Polster spricht: „Schlafe ruhig, bei mir kannst du dich entspannen. Ich achte auf dich, ich bin nur für dich da, du bist mir wichtig. Ich wärme deine Wange, ich schenke dir schöne Träume. Ich gebe dir Geborgenheit, ohne etwas von dir zu fordern, du kannst dich bei mir hineinkuscheln und deine Sorgen vergessen. Ich möchte, dass du dich gut erholst, Kraft gewinnst und gut schlafen kannst. Ich gebe dir Schutz und Geborgenheit." Der Kopfpolster ist wie ein Schoß, konzentrieren Sie sich auf die Botschaften dieses mütterlichen Symbols.

Trost und Zuspruch sind unerlässlich, besonders in Zeiten psychischer Krisen. Aber nicht nur dann. Jeder sollte diese Möglichkeit in sich tragen und diesen Dialog mit sich selbst beherrschen.

Wenden Sie sich jetzt bitte der Decke zu. In der Psychodramatherapie – einer Psychotherapieform – werden Sie jetzt eingeladen, einen Rollenwechsel durchzuführen. Sie sind jetzt die Decke und sprechen zu Ihrem inneren Kind: „Ich schütze dich, ich wärme dich, ich mache es dir gemütlich, ich gebe dir Kraft und Geborgenheit, mir ist es wichtig, dass es dir gut geht."

Wie wichtig diese Funktion der Decke ist, merken Sie spätestens dann, wenn Sie sich ohne Decke auf das Bett legen. Sie werden sehen, um wie viel ungeschützter und kälter nicht nur das körperliche, sondern auch das seelische Gefühl ist.

Interessant ist auch die sprachliche Formulierung. Wenn eine Decke auf dem Bett liegt, dann sagen wir: „Ich gehe in das Bett." Damit drücken wir aus, dass das Bett eine Höhle, ein Schutzraum, ein Nest sein muss. Ohne Decke sagen wir: „Ich lege mich auf das Bett" und drücken damit unbewusst aus, dass etwas ganz Wesentliches fehlt.

Diese Übung ist die Basisübung des Seelenhauses. Sie signalisiert nicht nur Schutz, Geborgenheit und Wärme, sondern auch Angenommensein, die prinzipielle Akzeptanz und eine Bestätigung, dass die Tatsache der Existenz in Ordnung ist. Das ist nämlich gar nicht so selbstverständlich. Viele Menschen tragen in sich die prinzipielle Unsicherheit, ob sie überhaupt existieren dürfen. Bei ihnen konnte sich nie die Gewissheit festigen, dass ihr Leben gewollt, erwünscht ist und mit Freude begleitet wird. Diesen Menschen wollen wir noch einmal Marcel Pagnol in Erinnerung rufen, der den wunderschönen Satz „Das Leben ist nicht das Problem: Das Leben ist die Lösung" geprägt hat.

Ist diese Ungewissheit zu groß, bedarf es wieder einer Unterstützung von außen, einer psychotherapeutischen Hilfe. Diese Übungen können jedoch helfen, prinzipiell vorhandene Urgefühle zu verstärken und damit zum eigenen Wohlbefinden nützlich zu sein.

Sie müssen nicht mehr so versagend sein, wie Sie vielleicht Ihre frühen Begegnungen mit Ihrer Mutter oder Ihrem Vater in Erinnerung haben und wie Sie jetzt vielleicht erkennen können, wie streng und wenig versorgend Sie bis jetzt selbst mit sich umgegangen sind.

Die Begegnung mit sich selbst

Die nächste Etage Ihres Seelenhauses ist die Begegnung mit sich selbst.

Jeder Mensch redet mit sich selbst. Das wird Ihnen vielleicht abwegig vorkommen, ist jedoch eine Tatsache. Besonders in Stresssituationen, wenn man etwas falsch gemacht hat und selbst unzufrieden ist, dringt das normalerweise unbewusst ablaufende Gespräch an die Oberfläche, und zwar meist in Form von Selbstvorwürfen oder Beschimpfungen: „Was hast du denn da schon wieder gemacht, bist du blöd", „Das hast du nötig gehabt, was bist du doch für ein Idiot!", „Hättest du das nicht besser machen können?" Versuchen Sie zu lernen, auch positiv mit sich selbst zu reden. Dazu ist es hilfreich, eine Anleihe bei der Psychodramatherapie zu nehmen. Das Psychodrama sieht, dass der Mensch in Rollen handelt, und jede Rolle besitzt eine komplementäre Rolle. Wenn wir das mit Gefühlen verknüpfen, so braucht die Rolle des Ängstlichen einen inneren Schutzgeber, einen Mutmacher, die Rolle des Wütenden benötigt einen inneren Beruhiger, die Rolle des Traurigen einen inneren Tröster und so fort. Oft sind wir geneigt, die komplementären Rollen auf der äußeren Bühne zu erhoffen oder einzufordern. Sind wir wütend, möchten wir gerne von jemandem beruhigt werden. Sind wir traurig, dann suchen wir Trost, Verständnis und aufbauende Worte bei Freunden. Im Prinzip ist dies ein urmenschlicher Mechanismus, der durchaus unterstützt werden soll. Wer jedoch nur auf der äußeren Bühne die komplementären Botschaften und Rollen sucht, läuft wieder

Gefahr, abhängig zu werden und wenn die Freunde versagen, hilflos zu sein. Es ist also unbedingt notwendig, diese komplementären Rollen auch für sich selbst zu aktivieren. Lernen, sich selbst Trost zu spenden, sich selbst Mut zu machen, sich selbst zu loben, zu beruhigen, auf sich selbst stolz zu sein: Genau mit der Beherrschung der komplementären Rollen kann ein gutes Maß an Autonomie erreicht werden.

Die Schoßplatzübung

Jeder Mensch braucht im Leben immer wieder einen Schoßplatz. Wenn die Dinge des Lebens zu hart, zu fordernd, zu ungerecht, zu bedrohlich werden, entsteht die Sehnsucht, in den Arm genommen, getröstet und gestreichelt zu werden – das Verlangen, Schutz und Geborgenheit zu empfinden. Es ist wiederum das innere Kind, das liebevoll versorgt werden will.

Um dieses Bedürfnis in unserer Übung stillen zu können, nehmen Sie bitte ein großes Polster, das Sie sich auf den Schoß setzen. Dieses Polster soll Ihr eigenes inneres Kind symbolisieren. Umarmen Sie dieses, geben Sie ihm Ihren eigenen Vornamen und sprechen Sie zu ihm: „Ich schütze dich, ich streichle dich, ich tröste dich, ich wiege dich." – „Ich bin bei dir, ich schütze dich, ich beruhige dich, ich mag dich. Ich finde es schön, dass du da bist, und ich halte zu dir." Nehmen Sie Ihr inneres Kind fest in die Arme, drücken Sie es und herzen Sie es, bis das Gefühl von Verbundenheit und Liebe entsteht.

Das ist eine ideale Übung für Menschen, die mit Ängsten zu kämpfen haben. Angst lässt sich am besten mit Empfindungen eindämmen, die in der Lage sind, diese Angst durch Schutz, Geborgenheit, Mut, Zuwendung, Gehaltensein, Streicheln oder beruhigendes Zureden zu löschen. Angst ist ein Phänomen, das den Menschen ein Leben lang begleitet: Angst vor dem Alleingelassenwerden, Angst vor dem Unbekannten, Angst vor dem

Versagen, Angst vor der Verantwortung, Angst vor der Krankheit, Angst vor dem Alter, Angst vor dem Tod. Die vielen Übungen helfen Ihnen, Zugang zu solchen Rollen zu bekommen, die die Angst lindern oder nur so weit Angst zulassen, wie sie zur Lebensbewältigung erforderlich ist.

Jeder Mensch trägt liebevolle, versorgende, schützende, haltende, tröstende elterliche Botschaften in sich. Sie sind angeboren und mithilfe dieser Übungen spürbar zu machen und zu aktivieren. Kein Mensch ist verloren, der eine schreckliche Kindheit durchgemacht hat. Es ist nicht notwendig, den Glauben an die Menschheit zu verlieren, es ist möglich, Urmenschliches in sich zu spüren und zu beleben, auch wenn man es selbst viel zu wenig von anderen Menschen empfunden und erfahren hat.

An der Basis des Seelenhauses steht also – das ist auch in der Schoßplatzierung enthalten – eine existenzielle Freude: Ich bin da. Das ist gar nicht so selbstverständlich, dass der Mensch von sich sagt: „Ich freue mich, dass ich da bin, dass ich auf dieser Welt sein kann, dass ich Menschen begegne, dass ich Menschen lieben, dass ich auch mit ihnen kämpfen kann." „Ich bin froh, dass ich da bin" – das ist die existenzielle Urbotschaft, die man in sich haben muss. Zu dieser muss man aber erst finden, diese Botschaft muss man positiv beantworten lernen.

Die Übung mit dem Spiegel

Wenn wir uns selbst in den Spiegel schauen, sehen wir üblicherweise reflexartig sofort das, was uns nicht gefällt: die Falten, die Ringe unter den Augen, die weißen Haare, die Pickel, das Doppelkinn, die Glatze. Auch hier lässt sich die Aufzählung aller Unzulänglichkeiten beliebig lang fortsetzen. Was wir nicht sehen, ist das Gesicht eines Menschen, den wir lieben. Wir sehen uns nicht mit den Augen des besten Freundes oder der besten Freundin, wir sehen nicht, was an uns anziehend, was liebenswert ist. Wir weichen diesem Aspekt unwillkürlich aus – so, als ob es etwas Verbotenes wäre.

Zum Glücklichsein gehört Liebe. Zur Liebe gehört Selbstliebe. „Liebe deinen Nächsten wie dich selbst." Dieser christliche Grundsatz beinhaltet bei genauerer Überlegung auch die Selbstliebe. Beides ist also notwendig. Den anderen schätzen lernen, ihm helfen, zuvorkommend, unterstützend und akzeptierend sein: Wenn Sie das gelernt haben, ist jedoch nur die Hälfte der Botschaft erreicht. Es ist auch nötig, dasselbe Recht sich selbst zukommen zu lassen. Akzeptieren Sie daher nicht nur den anderen, sondern auch sich selbst. Bringen Sie jene Wertschätzung und liebevolle Haltung, die Sie Ihren Mitmenschen zeigen, sich selbst entgegen. Verwöhnen Sie sich, wie Sie andere umsorgen.

Es ist notwendig, sich selbst zu lieben, damit Autonomie entstehen kann. Wenn man Herr oder Herrin im eigenen Seelenhaus sein will, verhält es sich wie in einer Firma. Man kann nicht den Hauptanteil an jemand anderen abgeben, denn dann verliert man das Entscheidungsrecht. Wenn ich unbedingt zu 80 Prozent von den anderen geliebt werden möchte, dann kann das früher oder später nur schiefgehen. Ohne Selbstliebe wird sogar der am meisten liebende Mensch an uns verzweifeln. Selbstliebe darf also nicht verboten sein, sondern sie muss gefordert werden. Wer sich nicht selbst liebt, wird die anderen dazu gebrauchen (missbrauchen), um zu beweisen, dass er liebenswert ist. Sonst rücken Botschaften wie „Ich weiß nicht, was du an mir findest" oder „Sag, dass du mich liebst!" in den Vordergrund und stellen die Beziehung auf eine harte Probe.

Kommen wir zurück zur Spiegelübung: Wenn Sie sich selbst in den Spiegel sehen, versuchen Sie also, sich mit den Augen Ihres besten Freundes oder Ihrer besten Freundin zu betrachten. Versuchen Sie Wärme und Sympathie in Ihren eigenen Augen zu finden. Versuchen Sie sich selbst in Ihrer positiven Ausstrahlung wahrzunehmen und verlieren Sie sich nicht in den negativen Einzelheiten. Bemühen Sie sich, mit sich selbst in einen positiven

Dialog zu kommen, dass Sie sich selbst als Mensch wahrnehmen, dass Sie sich freundlich zulächeln können und sich freuen, wenn Sie sich im Spiegel erblicken. Dazu ist der Augenkontakt von größter Wichtigkeit. Sie sollen, wenn Sie sich selbst in die Augen blicken, Sympathie, Wärme und Zufriedenheit empfinden können.

Häufig werden Sie bemerken, dass das nicht so einfach ist. Es ist konsequentes Üben erforderlich, da wir diese Aufgaben nie gelernt haben.

Aber gleichzeitig ist es auch das, was wir selbst, was wir alle brauchen, nämlich die Begeisterung für uns, weil wir so sind, wie wir sind – mit unseren Falten, mit unseren weißen Haaren, mit all den Schwächen und vielleicht auch Stärken. Das ist das Urmenschliche, mit dem wir auf die Welt kommen, das Unverwechselbare, das jeden von uns ausmacht. Jeder ist anders, jeder ist unverwechselbar anders.

Die leistungsunabhängige Liebe entspricht ebenfalls einem Urbedürfnis des Menschen. Er will nicht nur wegen des vielen Geldes, des großen Autos, des beruflichen Erfolges geliebt sein, sondern er will auch geliebt sein in der faszinierenden Unverwechselbarkeit des einzelnen Menschen mit seinen Eigenschaften, Stärken und Schwächen, seinem Charakter und seinem Aussehen. Immer wieder wird deutlich, dass die Begegnung mit sich selbst erst gelernt werden muss. Es ist eine Fähigkeit, die wir normalerweise zumindest bewusst nicht anerzogen bekommen. Üblicherweise spürt man sich zwar selbst, entwickelt im Laufe des Lebens ein Bild von sich selbst, zieht Rückschlüsse aus den Reaktionen anderer, wie man selbst ist, wie man ankommt und wie man gemocht wird. Eine bewusste Begegnung mit sich selbst findet jedoch nicht statt.

Bewegung

Bewegung ist für den menschlichen Organismus ein wahrer Jungbrunnen. In der Bewegung sind viele positive Körpererinnerungen gespeichert, die wieder aktiviert werden können. Dabei liegt in der Bewegung etwas Zauberhaftes. Das Kind lernt, seinen Körper zu erkennen und zu erproben. Es ist stolz darauf, wenn es zum ersten Mal allein die Rutsche hinunterrutschen konnte, wenn es Kletterkunststücke vorführen kann oder wenn es merkt, dass es zunehmend schneller laufen kann, ohne dass die Gefahr besteht, zu stürzen. Es springt vergnügt neben den Eltern her und will sich auch mit ihnen messen: „Wer ist schneller beim Auto? Wer ist schneller im Schwimmen, um die Boje zu erreichen?" All dies können wir aktivieren, wenn wir uns bewusst der Bewegung zuwenden. Fühlen Sie sich einfach jung, hüpfen Sie, so wie Sie es früher getan haben. Sie werden sehen, dass das etwas Positives in Ihnen auslöst.

Es geht nicht nur um Bewegung, sondern auch darum, neuen Freiraum zu gewinnen. Es geht um das Gefühl von Freiheit und Unbeschwertheit.

Bewegungen, besonders die Ausdauersportarten wie Laufen, Radfahren, Langlaufen, Schnellgehen, sind auch von biologisch-medizinischer Seite genau untersucht worden. Dabei kommt es grob gesprochen zu einer „Entgiftung" des Körpers. Überflüssige Fettstoffe werden abgebaut. Der Hormonhaushalt wird harmonisiert. Dies bezieht sich auf Hormone wie Östrogene oder Insulin, die auf den ersten Blick wenig mit Bewegung zu tun haben, aber auch auf die Botenstoffe des Gehirns. Alterungsprozesse und Krankheiten können damit hintangehalten werden.

Es gibt eine wunderbare Internetseite: Holen Sie sich Anregungen von der Homepage www.gesundheit.gv.at, dem öffentlichen Gesundheitsportal Österreichs. Bewegung bedeutet Lebensqualität. Jeder Mensch soll die Form finden, die ihm am meisten Spaß macht. Bewegung hilft, das Leben zu genießen, sie hilft, körperlich aktiv und fit zu sein und sich wohlzufühlen. Regelmäßige Bewegung hält gesund.

Aktives Verwöhnen

Normalerweise fällt es einem wesentlich leichter, jemand anderen zu verwöhnen, für ihn die Wohnung angenehm zu gestalten, gutes Essen zu kochen, Blumen zu kaufen, sich etwas Schönes zu überlegen. Viele Menschen meinen, dass es sich nicht lohnt, für sich selbst etwas Gutes zu kochen. Für die eigene Person reicht auch ein Butterbrot und man empfindet selten das Bedürfnis, sich selbst mit Blumen zu beschenken. Dies alles ist jedoch nur Ausdruck des eigenen Nichtwahrnehmens. Verbunden damit ist die Sehnsucht, dass doch jemand anderer diese verwöhnenden Funktionen übernehmen sollte, dass man vom Nächsten geschätzt, geliebt, umsorgt werden möchte und nur das genießen kann. Dies führt jedoch unweigerlich in eine Abhängigkeit. Das Ziel kann freilich nur Autonomie sein. Autonomie bedeutet, sich selbst sehr umsichtig, liebevoll und verwöhnend zu behandeln.

Die Selbstbeelterung oder Neubeelterung

Da die leiblichen Elternrollen oft mit Abwertung verknüpft sind, ist es wichtig, dass Sie sich auf die Urelternbotschaften besinnen und beziehen. Dabei handelt es sich um angeborene Rollen, die jeder in sich trägt, die jedoch aktiviert werden müssen. Jedes Kind weiß bereits, was es sich wünscht, was Mama und Papa sagen sollten. Oft hört man nicht das von ihnen, wonach man sich sehnt.

Mit dieser Übung haben Sie Gelegenheit, sich selbst nach Herzenslust zu verwöhnen. Sie mögen sich vielleicht anfangs etwas komisch fühlen. Im Prinzip ist es jedoch eine Übung, die

Sie unwillkürlich tagtäglich machen, indem Sie sich in schwierigen Situationen beruhigen, sich selbst Mut zusprechen und trösten, um die Dinge nicht zu schwer zu nehmen. Mit dieser Übung trainieren Sie jenen Vorgang bewusst und erkennen die Wichtigkeit dieses inneren Dialoges an. Es ist die Botschaft der prinzipiellen leistungsunabhängigen Liebe, die Achtung der Existenz, die ideale Basis, um Energie, Entscheidungskraft, Mut oder Neugier zu entwickeln und damit das nächste Stockwerk des Seelenhauses zu bauen, das mit einem vernünftigen Leistungsanspruch verbunden ist. Ohne Leistung lässt sich der Mensch nur schwer zufrieden stellen. Wichtig ist jedoch, dass die Etagen unterhalb stark und gefestigt sind, um darauf aufbauen zu können.

Menschen, die negative Erfahrungen mit ihren Eltern gemacht haben, geraten oft in Konflikt mit diesen Erlebnissen. Versuchen Sie in so einem Fall bitte, so gut es geht, die Eltern zu entschuldigen. Das Leben kennt viele verschiedene Arten von Müttern und Vätern. Sie können überfordert, gereizt, depressiv, alkoholkrank gewesen sein, und diese Eltern können Ihnen vielleicht tatsächlich das bisherige Leben zur Hölle gemacht haben. Jeder Mensch braucht jedoch liebevolle Elterninstanzen in sich, und aufgrund der Ureichung haben Sie diese Instanzen von Geburt an als festes Programm in sich selbst gespeichert. Die Entscheidung liegt also darin, ob wir (vielleicht für immer) an diesen negativen Erfahrungen festhalten, sie ständig wiederholen, oder ob es uns gelingt, die Schwächen der realen Eltern als Spielformen der Natur zu sehen und uns viel stärker auf unsere eigenen liebevollen elterlichen Urinstanzen beziehen können.

Dazu soll Ihnen diese Übung nützlich sein, damit Sie die negativen Botschaften, die Sie in sich gespeichert haben („Das wirst du nie lernen", „Du bist zu ungeschickt", „Wie komme ich nur zu so einem Sohn?" und ähnliche destruktive Botschaften), vergessen, sich davon distanzieren und als Programm löschen.

Die Urelternübung

Setzen Sie sich auf einen Sessel und stellen Sie sich Ihre Wunscheltern vor, die hinter Ihren Schultern stehen. Überlegen Sie sich,
wer auf welcher Seite steht: zum Beispiel die Wunschmutter hinter der linken, der Wunschvater hinter der rechten Schulter. Dieses Gefühl, von hinten unterstützt zu sein, ist für das Lebensge-
fühl und für die Sicherheit besonders wichtig. Ihre Wunscheltern
sollen Sie auf Schritt und Tritt begleiten und Ihnen Botschaften
mitgeben.

Wenn es Ihnen gelungen ist, diese Instanzen zu spüren, zu
fühlen, zu erleben, wechseln Sie bitte in die Urelternrollen. Sie
stellen sich jetzt hinter den Sessel und haben sich selbst sozusagen
vor sich. Beginnen Sie beispielsweise mit der Mutter und geben
Sie den Botschaften der Mutter laute Sätze. In meinem Fall:
„Manfred, ich bin bei dir, ich begleite dich, ich mag dich. Ich
finde es schön, bei dir zu sein. Ich schütze dich, ich halte dir den
Rücken frei, auf mich kannst du dich verlassen."

Sie können die Botschaften natürlich nach Ihren Bedürfnissen
abwandeln. Einmal wird die Liebe wichtiger sein, das andere Mal
die Geborgenheit, das dritte Mal der Trost.

Wechseln Sie anschließend in die ursprüngliche Position und
hören Sie, was Ihre Urmutter zu Ihnen gesagt hat. Nehmen Sie
sich Zeit und genießen Sie es.

Wechseln Sie dann bitte in die Rolle Ihres Urvaters. Dieser
spricht: „Manfred, ich bin da, ich begleite dich und schütze dich.
Auf mich kannst zu zählen, ich bin verlässlich. Ich bin stolz auf
dich. Ich bin gerne bei dir, ich finde es schön, dich begleiten zu
dürfen, du bist mein geliebter Sohn. Wenn du Schwierigkeiten
hast, helfe ich dir. Wenn du Nöte hast, kannst du dich an mich
wenden."

Gehen Sie dann wieder in Ihre ursprüngliche Position und
hören beziehungsweise spüren Sie, was Ihr Urvater zu Ihnen gesagt hat.

Von entscheidender Wichtigkeit ist, dass es sich bei dieser Übung um ein Training von Urelternbotschaften handelt und Sie diese Botschaften nicht mit den Botschaften Ihrer leiblichen Eltern verwechseln und vergleichen dürfen.

Wenn Sie die Selbstbeelterungsübung gut beherrschen, ist es leichter möglich, den leiblichen Eltern zumindest zu verzeihen. Ich habe sehr viele Menschen getroffen, die unter dem vierten Gebot „Du sollst Vater und Mutter ehren, auf dass es dir wohl ergehe und du lange lebest auf Erden" sehr gelitten haben. Der Ausweg aus dem Dilemma kann nur die positive Selbstbeelterung sein.

Die Erotik

Bei der Erotik stoßen wir auf dasselbe Phänomen wie bei der Liebe. Auch hier sind wir bewusst der Meinung, dass Erotik nur in der Beziehung zwischen zwei Menschen entsteht und sich entfaltet. Da es sich um Ihr ureigenstes Seelenhaus handelt, möchte ich die Erotik hier von einer anderen Warte aus betrachten.

Jeder Mensch hat an sich zwei Anteile, einen männlichen und einen weiblichen, Animus und Anima (siehe C. G. Jung). Wenn Jugendliche in den Spiegel blicken, dann möchten sie, sofern sie noch keinen festen Partner haben, sich selbst gefallen. Das heißt, sie möchten ihrem gegengeschlechtlichen Anteil gefallen. Mädchen schauen also in den Spiegel, ob sie ihr männlicher Anteil anziehend, erotisch, aufregend findet, und Burschen möchten, dass ihr eigener innerer weiblicher Anteil von ihnen fasziniert ist. Auch dies ist in der Ureichung des Menschen enthalten und kommt oft schon lange vor der Pubertät zur Geltung.

Falls diese Form der Autoerotik jedoch auf ein Verbot trifft, sind wir gezwungen, uns nicht mehr selbst erotisch zu finden, sondern nur noch darauf zu achten, ob uns andere erotisch finden. Auch dieser Zug bewirkt jedoch ein unsägliches Maß an

226

Abhängigkeit. Da die Sehnsucht danach, geliebt, anziehend und erotisch gefunden zu werden, meist bei Weitem das Ausmaß übersteigt, das im realen Leben erlebt und empfunden werden kann, kommen wir automatisch in ein Defizit, wenn wir nur von der Umwelt Kraft und Liebe beziehen. Die Sehnsucht des Menschen ist also größer als die Realität.

Wenn wir uns davon abhängig machen, ob uns andere anziehend und erotisch finden, beginnt das oft groteske Blüten zu treiben, womit wir wieder beim Schönheitschirurgen, bei der Kosmetikindustrie und ähnlichen „Verschönerungsaktionen" sind. Wenn Sie diese Übungen gut trainieren, werden manche Schönheitschirurgien weniger Geschäft machen.

Die Übung mit dem inneren Liebhaber

Um diesen Mechanismen entgegenzuwirken, schlage ich Ihnen eine Übung vor, die Sie in erster Linie unabhängig von der Zustimmung Ihrer Mitmenschen macht.

Überlegen Sie sich, wie Ihr gegengeschlechtlicher Liebhaber aussehen soll. Geben Sie ihm/ihr eine Gestalt, ein Aussehen, einen Charakter, ein Gefühlsleben. Horchen Sie in sich hinein, wie dieser Liebhaber sein soll beziehungsweise ist. Da es zur Ureichung des Menschen gehört, den gegengeschlechtlichen Anteil zu haben, ist es ein weiterer Schritt, jenen Anteil auch bewusst zu machen und zuzulassen. Dieser Liebhaber an Ihrer Seite kann Sie von nun an überall hinbegleiten.

Zur Übung des Gesprächs mit dem Liebhaber nehmen Sie zwei Sessel und setzen sich auf einen. Auf den Nebensessel (und da müssen Sie sich schon entscheiden, ob Ihr innerer Liebhaber Sie auf Ihrer rechten oder auf der linken Seite begleiten soll) setzen Sie Ihren inneren Liebhaber. Jetzt beginnen Sie sich auf diesen Liebhaber einzulassen, ihn zu spüren, zu riechen, mit ihm ins Gespräch zu kommen.

Dies ist natürlich nicht so einfach, da diese Übung doch relativ weit von dem im Alltag Üblichen entfernt ist. Trotzdem ist es eine Tatsache, dass ein Mensch von seiner Autoerotik geprägt ist. Das Gefühl, anziehend und faszinierend zu sein, kommt aus seinem Inneren, zum Teil aus den mit den Bezugspersonen gemachten Erfahrungen und seinem Animaanteil.

Kehren wir noch einmal zu unserer Übung zurück. Sie spüren Ihren faszinierenden gegengeschlechtlichen inneren Liebhaber an Ihrer Seite, freuen sich über seine Anwesenheit, genießen seine Ausstrahlung, seine Kraft, seine Feinfühligkeit, seinen Geruch. Sie können ihm das auch verbal mitteilen: „Ich freue mich, dass du bei mir bist, dass du an meiner Seite bist. Ich kann deine Kraft, deine Lebendigkeit und Kreativität, deine Feinfühligkeit spüren." So oder so ähnlich können Sie mit Ihrem inneren Liebhaber reden und eben das mitteilen, was ihm am wichtigsten ist.

Der nächste Teil der Übung ist der noch schwierigere. Wenn Sie Ihrem inneren Liebhaber einen Körper, eine Gestalt, Gefühle gegeben haben, können Sie seine Rolle übernehmen und dazu den Platz tauschen. Sie setzen sich also auf den anderen Sessel und nehmen sich selbst aus den Augen des inneren Liebhabers wahr. Jetzt beginnt natürlich das Phänomen zu wirken, das wir schon von der Spiegelübung her kennen. Sie können mit sich selbst nichts anfangen, sehen nur einen unattraktiven, linkischen, hirnlosen Menschen, der auf keinen Fall geliebt werden kann. Wenn diese Gefühle zu stark sind, halten Sie sich bitte vor Augen, dass es sich um einen liebenden Anteil handelt: den inneren Animus oder die innere Anima. Dieser sieht in Ihnen die anziehenden, schönen, faszinierenden Anteile und kann sich Ihrer eigenen Abwertung nicht anschließen. Versuchen Sie sich in dieser Rolle alle positiven Eigenschaften vor Augen zu führen. Nehmen Sie wieder als Hilfestellung die Menschen aus Ihrer Umgebung, die Sie sympathisch finden, obwohl Sie das nicht selbst finden. Üben Sie das so lange, bis Sie beginnen, eine positive Einstellung zu sich selbst zu gewinnen, um sich langsam, aber sicher auch erotisch zu finden.

Die Übung mit den Urbildern aus Zeitschriften

Die Welt ist oft so trist, dass wir geneigt sind, das Schöne aus den Augen zu verlieren. Alle Übungen zum Aufbau des Seelenhauses sollen dieser Tendenz entgegenwirken. Auch die positiven Bilder aus Zeitschriften können uns helfen, wieder Anschluss an Lebensfreude und Buntheit zu finden. Diese Übung soll die gesunden Aspekte in den Mittelpunkt rücken. Lebendigkeit, Kreativität, Begegnung, Freundschaft, das Miteinander-Genießen sollen die tragenden Elemente sein. Da diese Seiten des Lebens nicht so leicht erfasst, erschlossen und gelebt werden können, lassen sich anhand von Bildern diese Urkategorien erlebbar machen. Gerade die Werbung arbeitet mit der Tiefensehnsucht des Menschen nach Unbeschwertheit, Fröhlichkeit, Lebendigkeit. Wir sehen kleine Kinder, die auf dem Bauch des Vaters oder in den Armen der Mutter liegen, die gestillt und geherzt werden, mit denen gelacht und gescherzt wird.

Es sind Bilder, die helfen sollen, ein Wohlfühlen von der untersten Basis aus zu ermöglichen, die Sehnsucht in eine richtige Richtung zu lenken und eine Nachreifung von der Basis her zu erlauben. Dazu ist es notwendig, dass der Betrachter sich nicht nur mit dem kleinen Kind identifiziert, das so glücklich in den Armen der Mutter liegt oder die Beachtung des Vaters erlebt, sondern dass auch eine intensive Identifikation mit der Mutter oder dem Vater stattfindet, die/der den Kleinen schützt, herzt, liebt und es mit ihm lustig hat. Anhand der Bilder wollen wir das Seelenhaus bauen, indem alle Etagen noch einmal beleuchtet und nachgebessert werden.

Das Fundament ist die Verbundenheit, das Vertrauen, das Aufeinander-Orientiertsein, das Versorgtwerden. Hier ist es erforderlich, dass Sie sich sowohl in die Person hineindenken, die versorgt wird, als auch in die versorgende – jene, die Schutz gibt. In dieses Wechselspiel muss sich der Betrachter intensiv hineindenken und -fühlen. Dadurch wird eine positive Nachreifung auf dieser Ebene erreicht.

Die nächste Stufe ist die positive Interaktion auf der Ebene des Miteinander-Spielens. Wir sehen auf Bildern Mütter, die mit ihrem Kind durch eine Blumenwiese laufen, ausgelassen aufeinander bezogen sind. Lebenslust und Freude prägen das Geschehen, aber nicht die Leistung oder eine andere Forderung. Es sind das Spiel und die Lebenslust, die weit vor der Leistung und dem Sinn des Lebens kommen. Laufen, Springen, Hüpfen, Planschen, Spielen: Sie müssen Bilder mit diesen Tätigkeiten aussuchen und sich in diese hineinversenken.

Die Lebendigkeit (Der Lustfaktor!)

Da Sie jetzt durch Ihre positiven Elternanteile (und durch Ihren inneren Liebhaber) begleitet sind, ist es geboten, sich nun Ihrer Lebendigkeit zuzuwenden. Ein guter Teil Ihrer Lebendigkeit ist mit Ihrem kindlichen Anteil verbunden, mit dem ich Sie gerne wieder in Kontakt bringen, aber auch versöhnen möchte. Der kindliche Anteil erweist sich nicht nur als hilfsbedürftig, ängstlich, verzweifelt, weinend, mürrisch, wütend, unvorsichtig und übermütig, sondern beinhaltet auch eine große Zahl positiver Eigenschaften: Neugierde, Kreativität, Bewegungshunger, Spielfreude, Spontaneität und Ehrlichkeit. Er zeigt sich auch unbeschwert, optimistisch, positiv in die Zukunft blickend, träumerisch, lustbetont, vertrauensvoll, Nähe suchend, verzeihend. Als erwachsener Mensch, der in die Pflichten des Alltags eingespannt ist und nicht weiß, wie er sich aus dem Hamsterrad, in dem er läuft, befreien soll, ist es notwendig, auch mit dieser Seite des Seelenhauses Kontakt aufzunehmen.

Nehmen Sie sich dazu als Anregung Bilder aus der Werbung: ein glückliches Kind, das über eine Wiese hüpft, sich an den Blumen und Schmetterlingen erfreuen kann, verspielt und lebendig ist. Horchen Sie in sich hinein, ob die Erinnerung an die eigene Kindheit ähnliche Szenen zulassen kann. Versuchen Sie Spiele aus der Kindheit wieder wachzurufen und diese neu zu erlernen. Nicht nur Gehen und Laufen wird dann wichtig sein, sondern auch Springen, etwa Tempelhüpfen oder Schnurspringen. Diese Übungen müssen Sie gar nicht in der Realität ausführen, Sie würden sich vielleicht zu verrückt vorkommen. Aber öffnen Sie sich im Prinzip der jugendlichen Beweglichkeit. Mit diesen Übungen sollen Sie zu einem Gefühl von Leichtigkeit, Unbeschwertheit und Lebendigkeit gelangen. Sie sollen wieder Anschluss an das Spielerische in Ihrem Leben gewinnen.

Humor

So eigenartig Ihnen der Spruch vorkommen wird: „Wer sich selbst ernst nimmt, nimmt sich selbst immer zu ernst", so wichtig war er für mich in vielen Lebensbereichen. Wenn Sie dieses Buch aufmerksam gelesen haben, werden Sie ihn auch richtig deuten können. Es geht darum, loslassen zu können, sich nicht in ein Problem zu verbeißen und alles tierisch ernst zu nehmen. Auch die Verfolgung eines Zieles braucht eine gewisse Leichtigkeit. Michael Schacht, ein lieber Kollege aus der Psychodramaszene, hat ein Buch geschrieben mit dem bezeichnenden Titel „Das Ziel ist im Weg". Er meint damit, dass jeder, der das Ziel allzu ernst und perfektionistisch verfolgt, Gefahr läuft, dass es zur beschwerlichen Hürde wird und den Blick auf den Rest des Lebens verstellt.

Ein bekannter Spruch lautet: „Humor ist, wenn man trotzdem lacht". Mit Humor lebt es sich wesentlich leichter. Wer zu ernst und verbissen im Leben steht, hat es wesentlich schwerer,

Konflikte zu lösen und zu bereinigen, da er in seiner eigenen Rolle gefangen ist.

Humor und Lachen sind Geschwister. Nicht nur die Nervenbotenstoffe, die Neurotransmitter und Endorphine werden verbessert, sondern auch die Muskulatur darf endlich in einen entspannten beziehungsweise durch Lachen geschüttelten Zustand kommen. Es tritt eine Harmonisierung des vegetativen Nervensystems und eine Lockerung im muskulären System ein, sodass der Wechsel zwischen Entspannung und Anspannung wieder leichter fällt. Das Bekenntnis zur Wichtigkeit von Humor für die leichtere Lebensgestaltung kann nicht hoch genug eingeschätzt werden. Zu wahrer Meisterschaft hat es diesbezüglich der US-amerikanische Komiker Groucho Marx auch im „richtigen Leben" gebracht, und da vor allem unmittelbar vor seinem Tod. Von ihm ist verbürgt, dass er noch auf dem Sterbebett seine verzweifelte Ehefrau beruhigen wollte. Er sagte zu ihr: „Mein Schatz, bitte reg dich nicht auf. Sterben wird das Letzte sein, was ich tun werde" – und verstarb unmittelbar darauf.

Die Leistungsetage

Ohne ein ausreichendes Maß an positiver Leistung ist unser Leben kaum vorstellbar. Leistung kann jedoch nur auf Basis der leistungsunabhängigen Liebe dauerhaft erbracht werden. Es muss also ein Gleichgewicht zwischen der leistungsabhängigen und der leistungsunabhängigen Liebe hergestellt werden.

Gehen Sie nach dem Motto vor: Wie viel Lob und Anerkennung benötigt ein Kind, um zu weiteren Leistungen motiviert zu sein? Für viele Menschen ist es wesentlich leichter, ihren eigenen Kindern Lob und Anerkennung zu geben als sich selbst. Versuchen Sie die positive Motivation auch für sich selbst einzuführen und dafür positive Botschaften zu entwickeln: „Das hast du gut gemacht. Ich bin stolz auf dich. Nimm dir Zeit! Es ist alles nur eine Frage der Übung" und so fort. Sie müssen Ihre eigenen Worte, Ihre eigenen Botschaften dafür entwickeln, da Menschen unterschiedlich sind.

Natürlich ist es auch erforderlich, ein gewisses Maß an Strenge, Konsequenz, Klarheit und Härte in die eigenen Botschaften einzuflechten. Ohne diese notwendige Härte gibt es kein Durchhaltevermögen, keine Problembewältigung bei schwierigen Aufgaben. Trotzdem sollten wir nicht die Problembewältigung direkt als Motto vor Augen haben, sondern die Lust an der Problembewältigung, die Herausforderung, den Spaß, mit etwas Neuem konfrontiert zu sein, die Lust, etwas Neues dazulernen zu können, die Freude über die Bereicherung des bestehenden Repertoires.

Erkenntnis und Wissen

Diese Etage des Seelenhauses ist von genauso großer Bedeutung wie alle anderen Stockwerke. Sie werden sich vielleicht kurz fragen, was Wissen mit Gefühl und Seele zu tun hat. Sehr viel. Ein Mehr an Wissen bedeutet ein Mehr an Bewusstsein und damit auch ein Mehr an Selbstbewusstsein. Wissen ist verknüpft mit Orientierung, dem Gefühl, sich in der Welt auszukennen und zurechtzufinden. Erkenntnis ist gepaart mit Neugierde und Entdeckungsfreude. Ein Mehr an Wissen bedeutet ein Mehr an Sich-Wohlfühlen in der eigenen Haut, ein Mehr an Sicherheit und ein Weniger an Angst, Aberglaube und Unsicherheit. Es bedeutet aber auch, dass wir in der Lage sind, Situationen und Abläufe zu reflektieren, zu analysieren und zu verbessern. Ohne Wissen gibt es keine Problem- oder Konfliktlösungsmöglichkeit.

Gerade in Bezug auf das Phänomen „Krank ohne Befund" zeigt sich, wie wichtig es ist, die Zusammenhänge zu erkennen und als ersten Schritt einen theoretischen Einblick zu bekommen, wie Überforderungssituationen und psychische Belastungen zu körperlichen Beschwerdebildern führen können. Dazu gehört auch noch das Wissen, dass es Abwehrmechanismen gibt, die die Hintergrunddynamik unterdrücken, verdrängen, abspalten etc., damit man im Vordergrund aktionsfähig bleiben kann. Der Störsender bleibt jedoch weiterhin im Hintergrund aktiv. Ein weiteres Wissen ist die Erkenntnis, dass die Komplexität des Themas ausreichend Zeit benötigt. Diese Phänomene sind nicht zwischen Tür und Angel zu klären. Die gemeinsame Beschäftigung im ärztlichen Gespräch erfordert genügend Zeit, und noch mehr Zeit braucht die eigenständige private Beschäftigung mit den psychischen Mechanismen zu Hause für sich. Das Erlernen, mithilfe der Stresswaage ins innere Gleichgewicht zu kommen, die Erkenntnis, was einem guttut, das Kennenlernen der Übungen zum Aufbau des Seelenhauses benötigen Zeit. Und mit dieser Zeit ist auch die Erkenntnis verbunden, wie gut einem diese Übungen auf der inneren Bühne tun und um wie viel mehr innere Ordnung und Harmonie damit hergestellt werden können.

Die Übung mit der göttlichen Instanz

Das Transzendente zieht sich einerseits durch alle Stockwerke des Seelenhauses, da das Göttliche viel mit Schutz, Geborgenheit, Vertrauen und Liebe zu tun hat, andererseits bildet es auch das Dach. Als Dachetage ist die göttliche Dimension insofern gedacht, als es sich dabei um die Reflexionsebene handelt. Wenn die anderen Stockwerke gut abgesichert und stabil sind, ist es notwendig, die ganze Existenz noch einmal unter der kosmischen, transzendenten und göttlichen Dimension zu überlegen oder auch zu erfühlen. Nehmen Sie die Basisübung, die Kuschelübung. Hier sind sehr viele Themen und Elemente angesprochen, die wir auch mit der göttlichen Instanz verbinden.

Stellen Sie sich jetzt diese Bausteine in Bezug auf das höhere Wesen vor: die göttliche Geborgenheit, den Schutz, die Stabilität, die Verlässlichkeit, den göttlichen Trost, die Zuflucht und das

Verständnis, und es gibt natürlich auch die göttliche Liebe, das Angenommensein, die Unterstützung, die Rückendeckung, die prinzipielle und leistungsunabhängige Liebe aus einer göttlichen Dimension.

Vergessen Sie jedoch nicht, dass es sich bei dieser Übung im Prinzip um eine höhere Etage des Seelenhauses handelt. Fangen Sie nicht bei dieser Übung an, sondern wissen Sie nur um die Bedeutung dieser Ebene. Es ist von großer Wichtigkeit, dass Sie den inneren Schutz und die Geborgenheit, den inneren Vater und die Mutter finden, weil Sie damit körpernäher abgesichert sind, sich zufriedener und kuscheliger fühlen und die Begegnung mit der göttlichen Dimension diese fundierte Basis braucht.

Diese Übungen bieten Ihnen die Möglichkeit, aus dem Negativkreis auszubrechen. Weil man selbst nicht genug Positives erlebt und erhalten hat, gibt man auch den anderen möglichst wenig Positives. Weil man selbst zu wenig Liebe erfahren hat, schwärmt man selbst für Härte, Kriegsfilme, brutale Szenen im Fernsehen und lehnt auch sonst Liebevolles als verweichlicht ab.

Das Leben als Kampfschauplatz könnte sich mithilfe dieser Übungen ändern. Haben Sie aber Geduld mit sich, erwarten Sie nicht, dass Sie die Übungen sofort beherrschen, und erwarten Sie nicht einmal, dass Sie gleich Zugang zu ihnen finden. Setzen Sie sich bitte in Ruhe mit den Übungen auseinander, versuchen Sie zu verstehen, worum es geht und was mit den Übungen gemeint ist.

Gleichzeitig möchte ich betonen, dass das Leben immer auch Kampf sein wird. Aber es soll kein Kampf gegen die eigene Person sein. Das Kämpferische muss sich mit dem Entspannenden, mit dem Geschützten die Waage halten.

Die medikamentöse Behandlung

Ohne die Beleuchtung dieser Möglichkeit wäre das Buch unvollständig. Wie Sie schon bei den Entstehungstheorien gesehen haben, spielt der Neurotransmitterhaushalt in der Entstehung des Phänomens körperliche Beschwerden ohne ausreichende organische Erklärung eine entscheidende Rolle. Als Erstes erhebt sich immer die Frage, ob ein Serotonin-Noradrenalinmangel vorliegt oder nicht. Eng verknüpft damit ist das Bestehen von Schlafstörungen. Beide Krankheitsbilder sind medikamentös sehr gut behandelbar. Es gehört zu den zentralen Aufgaben der modernen Medizin, diese Behandlungsmöglichkeiten zum Wohle der Patienten anzuwenden und auszuschöpfen.

Eine klassische somatoforme Störung lässt sich manchmal medikamentös nicht leicht behandeln. Es erfordert einerseits spezialisiertes Wissen, andererseits ein gemeinsames Suchen nach der richtigen Substanz mit Ihrem behandelnden Arzt. Immer wieder müssen aufgrund von unangenehmen Nebenwirkungen Medikamente abgesetzt und eine alternative Medikation gesucht werden. Dies klingt jetzt natürlich alles andere als sympathisch – aber diese Vorgangsweise trifft jedoch durchaus auch auf andere Bereiche der Medizin zu: etwa auf die medikamentöse Einstellung von Bluthochdruck.

Medikamente, welche die psychische Befindlichkeit positiv beeinflussen und damit auch bei körperlichen Beschwerden und Funktionsstörungen ohne ausreichende organmedizinische Erklärung hilfreich sein können, werden leider noch immer in unfairer Weise mit Ablehnung und Vorurteilen belegt. Bei Symptomen einer Schilddrüsenunterfunktion ist es ganz selbstverständlich, dass Medikamente eingenommen werden, die diese Unterfunktion ausgleichen können. Und das, obwohl einige Symptome der Schilddrüsenunterfunktion Ähnlichkeiten mit denen eines Serotoninmangels aufweisen.

Ähnlich verhält es sich bei Symptomen des Bluthochdrucks. Auch da wird die Notwendigkeit einer Medikamenteneinnahme akzeptiert. Ganz anders ist es bei den sogenannten Antidepressiva. Dabei würde die Einnahme solcher Substanzen nicht nur den Betroffenen viel Leid ersparen, sondern auch den Angehörigen. Für einen Psychiater sind Vorurteile gegenüber Medikamenten bloß ein weiterer Grund zum Verzweifeln. Denn diese bringen die Ungleichheit in der Bewertung der Krankheitsbilder besonders stark zum Ausdruck.

Die wichtigste Substanzgruppe stellt die der sogenannten Serotonin-Wiederaufnahmehemmer dar. Diese beeinflussen positiv den Serotoninhaushalt. In der Folge möchte ich Ihnen die wichtigsten Medikamente aus dieser Gruppe vorstellen.

Die am häufigsten verwendeten Substanzen

Historisch gesehen, ist Fluoxetin die am längsten verschriebene Substanz. Als Prozac hat es einen Siegeszug durch die USA gefeiert. Die gängigen Markennamen sind: Fluctine, Mutan, Flux, Fluoxetin etc. Diese Substanz lässt sich bei Symptomen eines Serotoninmangels bei Ängsten und Zwängen, aber auch bei Essstörungen (etwa einer Essbrechsucht) oder gegen Hungerattacken gut einsetzen.

Zu den am häufigsten verschriebenen und eingenommenen Präparaten zählen jene, welche die Substanz Citalopram enthalten. Dazu gehören Medikamente wie Seropram, Pram, Citalopram Genericon und andere. Diese Substanz hat den Vorteil, dass sie wenige Wechselwirkungen mit anderen Medikamenten zeigt.

Auf Nebenwirkungen ist immer zu achten, diese Substanz ist jedoch im Allgemeinen sehr gut verträglich. Sollten trotzdem Nebenwirkungen auftreten, muss das Präparat gewechselt werden. Leider können wir im Vorfeld der Verschreibung nicht abschätzen, welcher Mensch welches Präparat am besten verträgt.

Ähnlich dem Citalopram ist das Escitalopram (Cipralex), das ein ähnlich angenehmes Wechselwirkungsprofil aufweist und den Vorteil zeigt, dass es rascher wirkt.

Sertralin (zum Beispiel Gladem, Tresleen, Adjuvin, Sertralin Genericon etc.) ist eine Substanzgruppe, die sehr ausführlich bei

Patienten mit Herz-Kreislauf-Erkrankungen zum Einsatz gekommen ist, wobei sich gezeigt hat, dass die Symptome des Serotoninmangels gut behoben werden konnten und sogar Patienten nach einem akuten Herzinfarkt große Vorteile und vor allem keine Nachteile durch die Einnahme dieses Medikaments erfahren haben. Sertralin wird auch Kindern, die ein Serotoninmangel-Syndrom aufweisen, verordnet. Auch in der Schwangerschaft ist es eine Substanz, die nach Abwägung von Vor- und Nachteilen eingesetzt werden kann.

Paroxetin (zum Beispiel Seroxat, Paroxat etc.) wird gerne eingesetzt, wenn die Symptome von Angst im Vordergrund stehen.

Im Bezug auf diese Substanz gibt es auch sehr interessante Arbeiten darüber, dass das prämenstruelle Syndrom, also Unterbauchschmerzen, Angstzustände, Schlafstörungen, Konzentrationsschwierigkeiten etc., vor der Regel sehr gut beeinflusst werden kann.

Stehen im Rahmen des Serotoninmangel-Syndroms Schmerzen im Vordergrund, empfiehlt sich die Einnahme von Präparaten, die sowohl den Serotonin- als auch den Noradrenalinhaushalt positiv beeinflussen. Das sind Substanzen wie Venlafaxin (etwa Efectin, Venlafab und Generica), Dulexetin (beispielsweise Cymbalta), Milnacipran (wie Ixel) oder Mirtazapin (wie Mirtabene, Mirtel etc.).

Das erste Symptom eines Serotoninmangels ist oft die Schlafstörung. Etwa 15 bis 20 Prozent der Menschen in den Industrieländern leiden an Schlafstörungen. Wenn wir den Haushalt der Nervenbotenstoffe günstig beeinflussen wollen, ist es sinnvoller, den Serotonin- und Noradrenalinhaushalt zu verbessern und nicht Schlafmittel einzunehmen, die biochemisch gesehen nur eine Blockade bewirken und zusätzlich noch den Nachteil haben, dass man sich daran gewöhnen kann beziehungsweise auch ein gewisses Suchtpotenzial in sich tragen. Hier empfehlen sich Substanzen wie Trazodon (darunter Trittico) oder Mirtazapin (etwa Mirtabene, Mirtel etc.).

Bestehen keine Zeichen eines Serotoninmangels, ist es günstig, die sogenannten Z-Substanzen anzuwenden, wobei der Wirkstoff Zolpidem heißt und unter dem Namen Zoldem beziehungsweise Ivadal auf dem Markt ist. Die Dauer der Einnahme soll jedoch sechs Wochen nicht überschreiten, da es sonst zur Toleranzentwicklung kommen kann.

Ältere Substanzgruppen sind die sogenannten trizyklischen Antidepressiva, die jedoch den Nachteil haben, dass viele Menschen mit Nebenwirkungen wie Mundtrockenheit, Verstopfung, Herzklopfen, sexuellen Dysfunktionen, Zittern und Ähnlichem reagieren. Bei herzkranken Patienten verbietet sich die Einnahme von trizyklischen Antidepressiva, da die möglichen Nebenwirkungen auf die Herzaktion zu gefährlich sind und nachweislich nach einem Herzinfarkt (im Gegensatz zu den Serotonin-Wiederaufnahmehemmern) das Wiederauftreten eines neuerlichen Herzinfarkts deutlich erhöht ist.

Benzodiazepine

Benzodiazepine sind Medikamente, die beruhigend wirken, indem sie modulierend die Bindungsstellen des Neurotransmitters Gamma-Aminobuttersäure beeinflussen. Sie zeigen eine Fülle positiver Wirkungen. Sie wirken angstlösend und entspannend, beruhigend und schlaffördernd, krampflösend und vermitteln vielen Menschen ein Wohlgefühl. Das Problem an dieser Substanzgruppe besteht darin, dass die Präparate einen Gewöhnungseffekt aufweisen und eine Suchtentwicklung nicht ausgeschlossen werden kann. Trotzdem ist der Einsatz von Benzodiazepinen bei Angstzuständen, Aggressivität, Unruhe und Schlafstörungen für kurze Zeit empfehlenswert, jedoch immer unter Berücksichtigung der Suchtpotenz. Da es eine zu große Zahl von Benzodiazepinpräparaten gibt, verzichte ich hier auf eine Aufzählung und darf Sie an Ihren Arzt oder Apotheker verweisen.

Epilog

Ich hoffe, dass Sie finden, mit „Krank ohne Befund" ein interessantes und spannendes Buch gelesen zu haben. Sie sind mit mir durch Tiefen und Höhen gegangen und ich möchte mich für Ihre Begleitung bedanken. Mein Wunsch ist es, dass ich Sie mit meiner Begeisterung für die Seele, für die Psyche angesteckt habe. Mehrere tiefe Anliegen sind in diesem Buch verpackt. Die Seele ist ein faszinierendes, weites Land. Sie hat eine relativ klare Struktur und ist durchaus verstehbar. Damit ist auch schon die erste Hoffnung verknüpft: Dass Sie das Gefühl bekommen haben, dass Ihnen dieses weite Land etwas vertrauter ist und Sie sich in Ansätzen auskennen. Ist dieses Ziel erreicht, sind viele auftauchende Sorgen gut selbst korrigierbar. Seelische Probleme gehören zum Leben dazu und sind immer und überall. Das zweite große Anliegen war es, Ihnen die Zusammenhänge zwischen seelischem Leid und körperlicher Symptomatik zu vermitteln. Ein wesentlicher Teil der Patienten, die sich um Hilfe beim Arzt bemühen, leidet unter psychosomatischen Problemen. Das ist keine Schande und keine Katastrophe, sondern eine Tatsache, die wir verstehen müssen und zu bewältigen haben. Keiner der Betroffenen spinnt oder ist verrückt! Es ist hoch an der Zeit, dass dieses Wissen Allgemeingut wird.

So wie es mir ein Herzensanliegen ist, dass jene Themen, die in diesem Buch angesprochen sind, auf ein möglichst breites öffentliches Interesse stoßen, frei diskutiert werden können und damit eine Verbesserung der Situation erreicht werden kann, ist es mir ein Anliegen, dass es Ihnen als Leser möglichst gut geht und dass Sie in der Lage sind, Ihr Leben zunehmend besser selbst zu gestalten. Das Wissen um die Entstehungsbedingungen, die Ursachen psychosomatischer Symptome und die diversen Übungen zur Nachbesserung Ihres Seelenhauses sollen Ihnen eine Hilfestellung geben in der Bewältigung Ihrer Sorgen und Nöte. Sollten Sie selbst mit einem Problem oder einer Fragestellung überfordert sein, nehmen Sie doch bitte eine Nachhilfestunde in Form einer Psychotherapie oder suchen Sie einen ärztlichen Spezialisten auf. Erkundigen Sie sich, wer gut ist.

So wird es Ihnen gelingen, Anschluss an Ihr positives Urprogramm zu finden. So wie es Annelie Keil in ihrem Geleitwort für das Buch „Emotionelle Erste Hilfe" formuliert, ist der Mensch von Geburt an von Kopf bis Fuß auf Liebe und Leben eingestellt. Das ist eine schöne Metapher, angelehnt an das Lied von Zarah Leander. Dieses Urprogramm bestimmt uns aus der Tiefe. Und damit Sie in der Umsetzung die nötige Leichtigkeit begleitet, sei Ihnen die Aufforderung von Mark Twain mitgegeben: „Gib jedem Tag die Chance, der beste deines Lebens zu werden."

Danksagung

Bedanken möchte ich mich bei Univ. Prof. Dr. Hans-Peter Kapfhammer, Chef der Psychiatrischen Universitätsklinik in Graz, der mich stets bei meinen Bemühungen tatkräftig unterstützt und sich seit Jahrzehnten mit dem Phänomen der somatoformen Störungen auseinandergesetzt hat. Ich bedanke mich für seine Anregungen, die ein wichtiger roter Faden für dieses Buch waren.

Ich fühle mich mit meiner Frau Renate verbunden, die einerseits mit viel Verständnis und Geduld das Werden dieses Buches begleitet hat, andererseits mit ihren Anregungen und Korrekturen den Text abgerundet hat, und mit meinen Kindern Nikolaus, Isabella, Dominik und Oliver, da sie einfach Hintergrundpower vermitteln und der Arbeit Sinn geben.

Brigitte Gstöttner hat in ihrer fröhlichen Art verlässlich die Schreibarbeiten übernommen und mit ihrem typischen Schwung bei der Verwirklichung dieses Buches geholfen.

Zu danken habe ich auch Herrn Dr. Hannes Steiner als Verleger, der mit seiner motivierenden Begeisterung das Entstehen dieses Buches begleitet hat.

Peter Gnaiger hat mit seiner Überarbeitung dem Text Schwung und Würze verliehen, und Arnold Klaffenböck hat mit seiner unnachahmlichen Art einerseits den perfekten Fehlerfinder gespielt, andererseits den Text auch abgerundet und lesbarer gemacht. Auch ihnen ein großes Danke!

Ein großes „Danke" möchte ich nicht zuletzt meinen Patienten aussprechen, die mit ihrer Offenheit und ihrem Vertrauen meine Einsicht in die wiederkehrenden Themen ermöglicht haben. Gleichzeitig möchte ich betonen, dass die in diesem Buch enthaltenen Fallbeispiele anonymisiert und so weit verändert sind, dass keiner identifiziert werden kann. Sollten Sie selbst den Eindruck haben, dass Ihre Lebens- und Leidensgeschichte erzählt wird, vergessen Sie bitte nicht, dass es sich um allgemeingültige Fallbeispiele handelt und daher auch viele andere Menschen beschrieben sein können.

Der Einfachheit halber verwende ich in diesem Buch die männliche Form, ich hoffe, dass meine Leserinnen mir verzeihen.

Literaturverzeichnis

Alexander F. (1977[3]): Psychosomatische Medizin, De Gruyter, Berlin/New York

Allaz A.-F. et al. (2001): Use of the Label „Litigation Neurosis" in Patients with Somatoform Pain Disorders. General Hospital Psychiatry 20: 91-97

Antonovsky A. (1997): Salutogenese. Zur Entmystifizierung der Gesundheit, dgvt, Tübingen

Arnow B. A. (2004): Relationships Between Childhood Maltreatment, Adult Health and Psychiatric Outcomes, and Medical Utilization. Journal of Clinical Psychiatry 65, Supplement 12: 10-15

Bauer J. (2005[7]): Warum ich fühle, was du fühlst. Intuitive Kommunikation und das Geheimnis der Spiegelneurose, Hoffmann und Campe, Hamburg

Bauer J. (2004[1], 2006[7]): Das Gedächtnis des Körpers. Wie Beziehungen und Lebensstile unsere Gene steuern, Piper, München

Böhm R. (2003): Konfliktmanagement. Eine Einführung. Skriptum des österreichischen Gewerkschaftsbundes, der Gewerkschaften und der Kammern für Arbeiter und Angestellte, Soziale Kompetenz 4

Ciompi L. (1988): Außenwelt – Innenwelt. Die Entstehung von Zeit, Raum und psychischen Strukturen, Vandenhoeck & Ruprecht, Göttingen

Csíkszentmihályi M. (2010): Flow – der Weg zum Glück. Der Entdecker des Flow-Prinzips erklärt seine Lebensphilosophie, hrsg. v. Ingeborg Szöllösi, Herder spektrum Band 6067, Freiburg im Breisgau

Csef H. (2001): Funktionelle (somatoforme) Störungen beim internistischen Hausbesuch. Der Internist 1142: 1476-1487

Csef H., Hefner J. (2007): Somatoforme Störungen in der Gastroenterologie. Psychosomatik und Konsiliarpsychiatrie 1: 123-129

Damásio A. R. (2003): Der Spinoza-Effekt – Wie Gefühle unser Leben bestimmen, List, München

Debold E. (2005): Das Unternehmen, die Welt zu retten. What is Enlightenment 16: 36-67

Deter H.-C., Dilg R. (2001): Kosten-Nutzen-Analysen einer verbesserten psychosomatischen Grundversorgung, in: Die Psychosomatik am Beginn des 21. Jahrhunderts, hrsg. v. H.-C. Deter, Hans Huber, Bern

Felten E. (in Druck): Sozialversicherungsrechtliche Vorgaben für die effiziente Heilbehandlung – Differentialdiagnostik als Rechtsgebot? Jan Sramek, Wien

Greimel E. R., Gartner M. A., Deutsch M. T. (1999): Unterbauchschmerzen ohne Organbefund – ein Leitsymptom für somatoforme Störungen? Chronic Pelvic Pain Without Clinical Evidence: A Symptom for Somatoform Disorders? Geburtshilfe und Frauenheilkunde 59.9: 458-464

Häuser W., Bernady K., Arnold B. (2006): Das Fibromyalgiesyndrom – eine somatoforme (Schmerz)störung? Der Schmerz 20.2: 128-139

Henningsen P., Zimmermann T., Sattel H. (2003): Medically Unexplained Physical Symptoms, Anxiety, and Depression: A Meta-Analytic Review. Psychosomatic Medicine 65: 528-533

Henningsen P., Hartkamp N., Loew T., Sack M., Scheidt, C. E., Rudolf G. (2002): Somatoforme Störungen, Schattauer, Stuttgart

Henke K. D., Strang A. (2001): Bedarfsgerechte und kostengünstige Gesundheitsversorgung: Schlussfolgerungen für die Psychosomatik, in: Die Psychosomatik am Beginn des 21. Jahrhunderts, hrsg. v. H.-C. Deter, Hans Huber, Bern

Herzog T., Stein B. (2001): Konsiliar-/Liaisonpsychosomatik, in: Die Psychosomatik am Beginn des 21. Jahrhunderts, hrsg. v. H.-C. Deter, Hans Huber, Bern

Hiller W., Kroymann R., Leibbrand R., Cebulla M., Korn H.-J., Riel W., Fichter M. M. (2004): Wirksamkeit und Kosten-Nutzen-Effekte der stationären Therapie somatoformer Störungen. Effects and Cost-Effectiveness Analysis of Inpatient Treatment for Somatoform Disorders. Fortschritte der Neurologie – Psychiatrie 72: 136-146

Internationale statistische Klassifikation der Krankheiten und verwandter Gesundheitsprobleme, 10. Revision; http://www.dimdi.de/dynamic/de/klassi/downloadcenter/icd-10-gm/version2013/

Keil A. (2008): Vorwort, in: T. Harms: Emotionelle Erste Hilfe, Leutner, Berlin

Kellner H. (2000): Konflikte verstehen, verhindern, lösen. Konfliktmanagement für Führungskräfte, Hanser, München

Kapfhammer H.-P. (2007): Konzept, ätiologische Perspektive und Diagnostik somatoformer Störungen. Psychosomatik und Konsiliarpsychiatrie 1: 87-98

Krüger R. T. (2002): Psychodrama als Aktionsmethode in der Traumatherapie und ihre Begründung mit den Konzepten der Rollentheorie und der Kreativitätstheorie. Zeitschrift für Psychodrama und Soziometrie 2: 117-146

Kütemeyer M., Schultz U. (1990[4]): Lumbago-Ischialgie-Syndrom, in: Psychosomatische Medizin, hrsg. v. T. von Uexküll et al., Urban & Schwarzenberg, München/Wien/Baltimore, S. 835–847

Labott S. M., Preisman R. C., Popovich J., Iannuzzi M. C. (1995): Health Care Utilization of Somatizing Patients in a Pulmonary Subspeciality Clinic. Psychosomatics 36: 122-128

246

Lamprecht F. (1996): Die ökonomischen Folgen von Fehlbehandlungen psychosomatischer und somatopsychischer Erkrankungen. PPmP Psychotherapie Psychosomatik Medizinische Psychologie 46.8: 283-291

Liebregts T., Adam B., Holtmann G. (2006): Funktionelle Dyspepsie – eine Verlegenheitsdiagnose? Internist 47: 568-577

Maier B., Akmanlar-Hirscher G., Krainz R., Wenger A., Staudach A. (1999): Der chronische Unterbauchschmerz – ein immer noch zu wenig verstandenes Krankheitsbild. Wiener Medizinische Wochenschrift 149.13: 377-382

Margraf J. (2009): Kosten und Nutzen der Psychotherapie: Eine kritische Literaturauswertung, Springer, Berlin

Maylath E., Spanka M., Nehr R. (2003): In welchen Krankenhausabteilungen werden psychisch Kranke behandelt? Eine Analyse der Krankenhausfälle der DAK im Vorfeld der DRGs. Das Gesundheitswesen 65: 486-494

Mitchell A. J., Vaze A., Rao S. (2009): Clinical Diagnosis of Depression in Primary Care: A Meta-Analysis. Lancet 374: 609-619

Morschitzky H. (2000): Somatoforme Störungen: Diagnostik, Konzepte und Therapie bei Körpersymptomen ohne Organbefund, Springer, Wien/New York

Nanke A., Rief W. (2003): Zur Inanspruchnahme medizinischer Leistungen bei Patienten mit somatoformen Störungen. Psychotherapeut 48: 329-335

Oberhummer H. (2008): Kann das alles Zufall sein? Geheimnisvolles Universum, Ecowin, Salzburg

Ottomeyer K., Peltzer K. (2002) (Hrsg.): Überleben am Abgrund. Psychotrauma und Menschenrechte, Drava, Klagenfurt

Palmowski B. (2007): Psychosomatische Medizin in der ambulanten Versorgung – Fata Morgana eines Fachgebiets? Ärztliche Psychotherapie und Psychosomatische Medizin 1: 46-49

Pletzer R. (in Druck): Nichtdiagnose psychischer Erkrankungen – ein Haftungsfall?, Jan Sramek, Wien

Popper K. (1996): Alles Leben ist Problemlösen. Über Erkenntnis, Geschichte und Politik, Piper, München

Pruckner H. (2002): Du sollst nicht fragen, das Kind will nicht reden … Zeitschrift für Psychodrama und Soziometrie 2: 147-175

Reddemann L. (2004): Eine Reise von 1.000 Meilen beginnt mit dem ersten Schritt. Seelische Kräfte entwickeln und fördern, Herder, Freiburg im Breisgau

Reddemann L. (2007): Imagination als heilsame Kraft. Zur Behandlung von Traumafolgen mit ressourcenorientierten Verfahren, Klett-Cotta, Stuttgart

Riemann F. (2009[39]): Grundformen der Angst, Reinhardt, Basel

Ringel E., Kropiunigg U. (1983): Der fehlgeleitete Patient. Psychosomatische Patientenkarrieren und ihre Akteure, Facultas, Wien

Rüegg, J. (2000): Psychosomatik, Psychotherapie und Gehirn, Schattauer, Bern

Sachse R. (1995): Der psychosomatische Patient in der Praxis, Kohlhammer, Stuttgart

Rudolf G., Henningsen P. (2007): Psychotherapeutische Medizin und Psychosomatik: Ein einführendes Lehrbuch auf psychodynamischer Grundlage, Thieme, Stuttgart

Sauer N., Eich W. (2007): Somatoforme Störungen und Funktionsstörungen. Deutsches Ärzteblatt 104.1-2: 45-54

Schäfert R., Henningsen P. (2005): Vortrag vor der Norddeutschen Gesellschaft für angewandte Tiefenpsychologie (NGaT) Bad Malente, Curtius Klinik, 12.11.2005

Schepank H. (1987): Epidemiology of Psychogenic Disorders: The Mannheim Study, Results of a Field Survey in the Federal Republic of Germany, Springer, Berlin

Schur M. (1974): Zur Metapsychologie der Somatisierung, in: Einführung in die Psychosomatische Medizin, hrsg. v. C. Brede, Fischer, Frankfurt am Main

Seligman D. A., Pullinger A. G. (1996): A Multiple Stepwise Logistic Regression Analysis of Trauma History and 16 Other History and Dental Cofactors in Females with Temporomandibular Disorders. Journal of Orofacial Pain 10: 351-361

Selye H. (1976): Stress in Health and Disease, Woburn (MA), Butterworths

Selye H. (1973): The Evolution of the Stress Concept. American Scientist 61.6: 692-699

Schiff J., Day B. (1970): Alle meine Kinder. Heilung der Schizophrenie durch Wiederholung der Kindheit, Kaiser, München

Smith G. R. (1994): The Course of Somatisation and Its Effects on Utilization of Health Care Resources. Psychosomatics 35: 263-267

Smith G. R., Monson R. A., Ray D. C. (1986): Psychiatric Consultation in Somatization Disorder. A Randomized Controlled Study. The New England Journal of Medicine 314: 1407-1413

Stadler C. (2002): Von sicheren Orten und inneren Helfern: Elemente von Psychodramatherapie mit traumatisierten Menschen. Zeitschrift für Psychodrama und Soziometrie 1.2: 177-186

Stelzig, M. (2008): Keine Angst vor dem Glück, Ecowin, Salzburg

Stelzig, M. (2009): Was die Seele glücklich macht. Das Einmaleins der Psychosomatik, Ecowin, Salzburg

Stelzig N. (2007): Die ärztliche Diagnose und ihre Rechtsfolgen, unter besonderer Berücksichtigung psychiatrischer Fälle; Diplomarbeit zur Erlangung des akademischen Grades Mag. jur. an der rechtswissenschaftlichen Fakultät der Leopold-Franzens-Universität Innsbruck

Waller E., Scheidt C. E. (2008): Somatoforme Störungen und Bindungstheorie, in: Bindung und Psychopathologie, hrsg. v. B. Strauß, Klett-Cotta, Stuttgart

Weizsäcker V. von (1940): Der Gestaltkreis. Theorie der Einheit von Wahrnehmen und Bewegen, Georg Thieme, Leipzig

Werner C. (2012): Relax Guide, Wien

Wittchen H.-U., Höfler M., Meister W. (2001): Prevalence and Recognition of Depressive Syndromes in German Primary Care Settings: Poorly Recognized and Treated? International Clinical Psychopharmacology 16.3: 121-135

Wittchen H.-U., Pittrow D., (2002): Prevalence, Recognition and Management of Depression in Primary Care in Germany: the Depression 2000 Study. Human Psychopharmacology 17, Supplement 1: 1-11

Zielke M. (2001): Krankheitskosten für psychosomatische Erkrankungen in Deutschland und Reduktionspotentiale durch psychotherapeutische Interventionen, in: Die Psychosomatik am Beginn des 21. Jahrhunderts, hrsg. v. H.-C. Deter, Hans Huber, Bern

Register

251

253

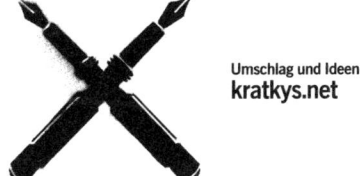

Umschlag und Ideen:
kratkys.net

Ecowin wurde 2003 als unabhängiger Verlag gegründet.

Wir konzentrieren uns auf spannende Autoren, die zu spannenden Themen und Entwicklungen unserer Welt einen Beitrag leisten.

Die Vielfalt der Meinungen sowie der Diskurs unter den Autoren und innerhalb des Verlags sind uns viel wichtiger als das Vertreten nur einer Denkweise.

Wir investieren in langfristige Beziehungen mit unseren Autoren, Herstellern und Buchhändlern.

Bis heute haben wir weder Verlagsförderung beantragt noch erhalten.

Als österreichischer Verlag produzieren wir von Beginn an ausschließlich umweltfreundlich in Österreich.

Nichts ist für uns spannender als das nächste neue Buch.

HANNES STEINER
VERLEGER